피부가 살아야 내 몸이 산다

피부가 살아야 내 몸이 산다

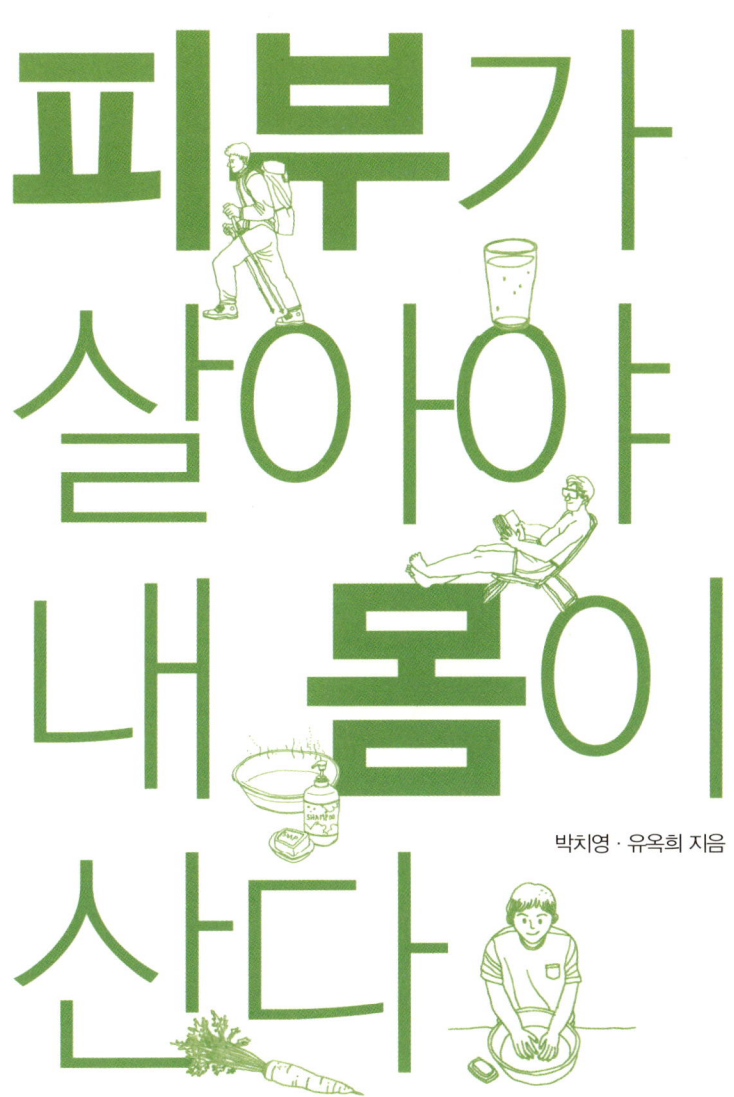

박치영 · 유옥희 지음

이상

2013년 5월 15일 초판 1쇄 인쇄
2013년 5월 20일 초판 1쇄 발행

지은이	박치영 · 유옥희
펴낸이	이상규
편집인	김훈태
펴낸곳	이상미디어
등록번호	209-06-98501
등록일자	2008.09.30
주소	서울시 성북구 하월곡동 196
대표전화	(02) 913-8888
팩스	(02) 913-7711
E-mail	leesangbooks@gmail.com
ISBN	978-89-94478-31-9

머리말

피부질환은 왜 난치병이 되었는가?

현재 우리나라 아토피 피부염 진료환자 수는 100만 명을 훌쩍 뛰어 넘었고 지루성 피부염, 건선, 습진, 사마귀 같은 질환들도 꾸준히 증가하는 추세다. 문제는 이런 피부질환들의 원인조차 명확히 밝혀지지 않은 경우가 많고, 치료 또한 피부 염증을 가라앉히는 차원에 머물러 있다는 것이다.

피부질환 환자들을 전문적으로 진료하면서 가장 안타까웠던 점은 대부분의 환자들이 오랫동안 스테로이드제 치료를 받다가 더욱 악화된 상태에서 찾아온다는 사실이다. 눈부신 현대의학의 발전으로 줄기세포 치료도 가능한 마당에 그 원인을 명확히 찾기 어려운 피부질환 환자들이 늘어나는 이유는 무엇이고 과연 그 해법은 없는 것일까?

아토피 피부염의 경우, 1923년에 로버트 쿠크라는 의사와 아서 코카라는 면역학자에 의해 처음 명명되었는데, 분명 그 이전에는 찾아보기 힘든 질환이었다. 그러나 원인을 명확히 밝혀내지 못했을 뿐 원인이 없는 것은 아니다. 현대인들이 난치병이라 여기는 피부질환들의 원인은 부적절한 식습관과 생활환경, 과로와 정신적 스트레스에서 찾을 수 있다. 원인을 알 수 없는 피부질환의 해법은 '자연'에 있다. 자연에 가까운 음식을 고루 먹고 좋은 환경에서 몸의 자율적인 건강 시스템을 회복한다면 피부 질환은 저절로 사라질 것이다.

우리 한의원을 찾아온 20대 후반의 여성인 A씨는 두피에서 발가락까지 전신의 피부에 건선 발진이 발생한 상태였다. 10여 년 전에 발생한 건선이 사타구니와 겨드랑이를 비롯하여 온몸으로 점점 퍼져나간 것이다. 처음에는 동네 피부과에서 스테로이드 연고를 간헐적으로 바르는 치료를 진행했고, 건선 발진이 온몸으로 퍼지자 대학병원에서 피부조직 검사를 하기에 이르렀다. 치료를 포기하기 전에 마지막으로 한의원을 찾아온 A씨는 인내심을 가지고 8개월 동안 치료 받고 나서 목과 겨드랑이를 제외한 부위에서 피부 상태가 안정되었고 1년 반 정도 지나자 목과 겨드랑이 증상도 깨끗해졌다.

난치병이라 불리는 피부질환들을 극복하기 위해서는 서양의학의 대증요법이 아니라 보다 근본적인 관점에서 고민해야 한다. 우리 몸을 하나의 순환체계로 인식하고 전반적인 기능 회복에 초점을 맞춰야 한다. 스테로이드 연고는 피부 염증을 가라앉히는 데 분명 효과가 있지만 근본적인 해법은 아니다. 자신의 피부질환을 난치병으로 받아들이고 포기할 것이 아니라 이 책을 통해 진정한 해법을 찾고 건강한 피부와 행복을 되찾길 바란다.

차례

1장 피부는 숨 쉬는 조직이다

털 없는 원숭이의 슬픔 : 민감한 피부 :13
원인을 알 수 없는 피부질환들이 왜 증가할까? :15
피부는 여전히 미지의 영역이다 :22
피부 조직에 대해 알아야 할 것들 :26
피부는 우리 몸을 위해 무슨 일을 할까? :30
피부질환은 피부만의 문제가 아니다 :33
피부 염증은 어떻게 생기는가? :38
아토피와 알레르기는 다르다 :41
보습제의 함정 : 피부는 숨 쉬는 조직이다 :45
건강한 피부를 위한 3대 원칙 :50

2장 피부를 제대로 알아야 건강해진다

피부질환의 대부분은 긁지만 않아도 낫는다 :59
피부질환으로 인해 목숨을 잃을 수도 있다 :64
아이에게 적당히 흙장난을 시켜라 :68
피부의 성질은 사람마다 다르다 : 건성과 지성 :74
땀이 잘 나면 피부에 좋다 :79
여드름과 뾰루지는 왜 생길까? :84
피부질환에 비누와 샴푸는 어떤 영향을 미칠까? :87
피부에 생기는 딱지는 좋은가, 나쁜가? :91

3장 피부가 깨끗하고 건강해지는 생활습관

피부 건강을 위해 배변활동에 신경 써라 :97
호흡과 땀으로 노폐물을 배출하는 법 :103
피부에 좋은 일광욕을 즐겨라 :110
피부 건강을 해치는 음식 VS 도와주는 음식 :114
비누와 샴푸도 꼼꼼히 따져보고 써라 :118
집안 내부의 곰팡이와 진드기를 제거하라 :121
새집 증후군과 환경 호르몬에 어떻게 대처할까? :123

4장 피부질환 자세히 들여다보기

아토피 피부염 :131
건선 :145
습진 :154
화폐상 습진 :163
지루성 피부염 :168
안면홍조 :176
사마귀 :184
한포진 :190
두드러기 :194
여드름 :205
다한증 :211

1장

피부는
숨 쉬는 조직이다

털 없는 원숭이의 슬픔 : 민감한 피부
원인을 알 수 없는 피부질환들이 왜 증가할까?
피부는 여전히 미지의 영역이다
피부 조직에 대해 알아야 할 것들
피부는 우리 몸을 위해 무슨 일을 할까?
피부질환은 피부만의 문제가 아니다
피부 염증은 어떻게 생기는가?
아토피와 알레르기는 다르다
보습제의 함정 : 피부는 숨 쉬는 조직이다
건강한 피부를 위한 3대 원칙

털 없는 원숭이의 슬픔 : 민감한 피부

육지에 사는 여느 포유동물과 달리 인간에게는 털이 극단적으로 적을 뿐만 아니라 피부 또한 매우 연약한 편이다. 다른 동물들은 수많은 털에 둘러싸여 있고 웬만한 충격이나 긁힘에는 끄떡없는 강한 '가죽'을 갖고 있지만 유독 인간만은 예외다.

가볍게 긁히거나 부딪혀도 인간의 피부는 쉽게 상처가 나고 피가 보인다. 상처가 나면 바람만 불어도 부위가 아려오며 옷에 상처가 닿기만 해도 따끔거려 참지 못하는 것이 인간이다. 또한 뜨거운 물에도 쉽게 화상을 입는다. 오직 인간만이 피부표층에 나타난 얕은 상처나 염증, 가려움에 민감하게 반응한다. 만약 야생의 다른 포유동물들이 인간처럼 연약한 피부를 가졌다면 거친 밀림이나 초원에서 생존하기조차 힘들

것이다.

그렇다면 왜 인간의 피부는 이토록 대수롭지 않은 물리적 자극에도 통증을 느끼고 민감한 피부를 갖게 되었을까? 왜 다른 동물처럼 몸에 털이 많지 않은 것일까? 인류학자인 니나 자블론스키에 따르면, 인류의 피부가 털이 없는 쪽으로 진화하는 데 땀이 중요한 역할을 했다고 한다. 땀은 몸 밖으로 배출되면서 피부의 열을 빼앗아 체온을 낮춘다. 그런데 몸이 털로 덮여 있으면 털이 땀에 젖게 되어 담요처럼 피부를 덮어서 피부에서 열이 방출되는 현상을 막는다는 것이다. 어디까지나 인류학자의 추론이지만 털 없는 매끈한 피부 덕분에 노폐물 배출과 체온 조절이라는 기능을 원활하게 수행할 수 있는 것은 아닐까?

한 가지 분명한 사실은 인간이 진화의 과정을 거치면서 두 손을 자유롭게 쓰게 되었고 가려움이나 염증을 느끼는 부위를 마음대로 긁을 수 있게 되었다는 점이다. 앞으로 자세히 설명하겠지만 모기에 물리거나 어떤 이유에서든지 피부에 가려움을 느끼면 인간은 그 부위를 긁게 되는데, 이로 인해 상처가 더 심해지고 2차감염의 우려가 커진다. 아토피 등 난치성 피부질환의 80%는 손으로 긁지만 않아도 증상이 악화되지 않는다.

　희한하게도 깊은 상처나 화상으로 파괴된 피부조직은 시간이 지나면 자연스럽게 아물지만 아토피나 난치성 습진 같은 경우는 치료도 힘들고 아주 오랜 기간 동안 환자를 괴롭힌다. 난치성 피부질환의 원인과는 별개로 인간의 '못된 손' 때문에 피부질환은 쉽게 낫지 않는 경향이 있다. 자유로운 두 손을 갖게 된 인류는 아이러니하게도 피부질환으로 인한 고통을 받게 된 것이다.

원인을 알 수 없는 피부질환들이 왜 증가할까?

인간의 문명이 진화하면서 불가능해 보이던 많은 것들이 가능해졌지만 우리는 뜻하지 않은 새로운 질병과 환경 파괴에 직면했다. 불치병, 난치병이라 불리는 숱한 질환들은 가히 '문명의 역습'이라 할 만큼 현대인들을 괴롭히고 있다.

　현대의학이 아무리 발전해도 치료하기 어려울 뿐만 아니라 그 원인조차 명확히 규명하기 힘든 분야 중 하나가 바로 피부질환들이다. 예를 들어 아토피 피부염의 경우, 1923년에 로버트 쿠크라는 의사와 아서 코카라는 면역학자에 의해 처음 명명되었는데, 아토피의 어원은 그리스어로 아토포스(Atophos)이다. 아토포스는 '알 수 없는' '기묘한' '이상한' '비정상적인'이란 뜻이다. 그 이전에는 분명 나타나지 않은 질병이 어느 시점을 이후로 나타나기 시작한 것이다.

아토피 피부염이란 서양의학에서 그 원인을 명확히 밝히지 못한 '이상한' 피부질환인 셈이다. 그러나 원인을 명확히 밝혀내지 못했을 뿐 원인이 없는 것은 아니다. 현대인들이 부적절한 음식을 섭취하고 몸에 해로운 생활환경에 노출되어 있으며, 과로와 정신적 스트레스에 시달리기 때문이다. 몸의 자율적인 건강, 면역 시스템이 제대로 작동하여 균형을 되찾는다면 질병은 저절로 사라질 것이다.

현재 우리나라는 아토피 피부염 진료환자 수가 100만 명을 훌쩍 뛰어 넘은 지 오래고 지루성 피부염이나 사마귀 같은 질환들도 증가하는 추세다.

● 아토피 피부염

2010년 국민건강보험공단의 통계에 따르면, 국민의 약 1%가 아토피 피부염을 갖고 있으며 소아 아토피는 5~10%나

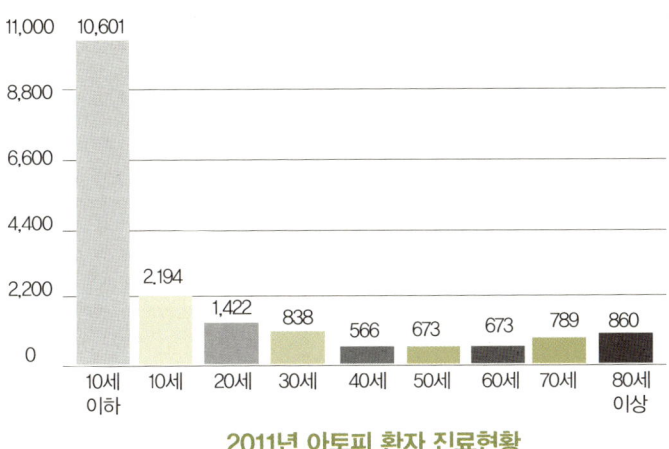

2011년 아토피 환자 진료현황

된다고 한다. 아토피 질환은 2011년 기준 인구 10만 명당 9세 이하 어린이 10,601명, 10대 청소년 2,194명에 이를 만큼 유소년에게 집중된다. 또, 1995년 9.2%(6~7세)에 불과했던 발병률이 2010년에는 20.6%로 증가하고 있는 추세다.

• 지루성 피부염

국민건강보험공단에서 2006년부터 2012년까지 지루성 피부염 질환의 건강보험 진료비 지급 자료를 분석한 결과에 따르면, 환자 수가 2006년에는 76만 1,000여 명에서 지난해 93만 2,000여 명으로 연평균 4% 이상 증가했다. 특히 여성은 연평균 4.8% 올라 여성의 증가율이 남성보다 높았다. 또한 지루성 피부염 치료를 위해 병원을 이용한 환자들의 진료비는 2006년부터 2012년 사이에 400억 원에서 575억 원으로 1.4배 정도 증가했다.

• 사마귀

국민건강보험공단이 2006년부터 2010년까지 건강보험진료비 지급자료를 분석한 결과에 따르면, 사마귀질환 진료환자는 2006년에 136,000명에서 2010년에는 258,000명으로 최근 4년간 1.9배, 연평균 17.4%씩 증가하는 추세다. 사마귀 질환의 최근 4년간 진료비는 2006년에 80억 원에서 2010년에는 223억으로 3배 가까이 늘었으며, 연평균 29.2%씩 증가했다.

위에서 언급한 아토피 피부염, 지루성 피부염, 사마귀는 모두 피부에 나타나는 질환들이고 쉽게 낫지 않는다. 우리나라의 인구 중 1%가 아토피 피부질환을 앓는다고 하면 이는 가히 '국민병' 수준이다. 그렇다면 왜 아토피를 비롯한 피부염은 난치병 혹은 불치병 취급을 받는 것일까?

온몸에 건선이 퍼진 A씨

A씨는 온몸에 발생한 건선으로 고생하다가 우리 한의원을 찾아온 20대 후반의 여성이다. 사진에서 보다시피 두피에서 발가락까지 전신의 피부에 건선 발진이 발생한 상태였다. 10여 년 전에 발생한 건선이 사타구니와 겨드랑이를 비롯하여 온몸으로 점점 퍼져나갔다. 병원 치료를 받았지만 상태는 호전되지 않았다. 급기야 1년 전부터는 두피와 목 부위까지 건선 발진이 생기고 난 이후에 한방치료로 눈을 돌리기 시작했다. 건선 발진이 생긴 초기에는 동네 피부과에서 스테로이드 연고를 간헐적으로 바르는 치료를 진행했다고 한다. 건선 발진이 몸 이곳저곳으로 퍼지는 과정에서 지역에서 유명하다는 피부과를 다녔지만 별다른 진전을 못보고 대학병원에서 피부조직 검사를 하기에 이르렀다. 그러나 상태는 나아지지 않고 정신적 스트레스마저 심해졌다. 치료를 포기하기 전에 마지막으로 한의원을 찾아온 A씨는 인내심을 가지고 8개월을 치료 받은 결과 목과 겨드랑이를 제외한 부위에서 피부 상태가 안정을 보였고 그 후 1년 6개월 정도 지나자 목과 겨드랑이 증상도 깨끗해졌다.

치료 전   치료 후

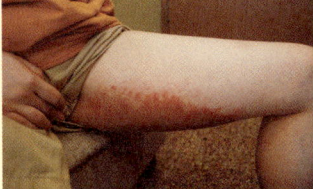 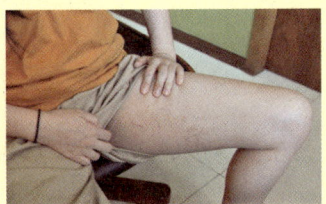

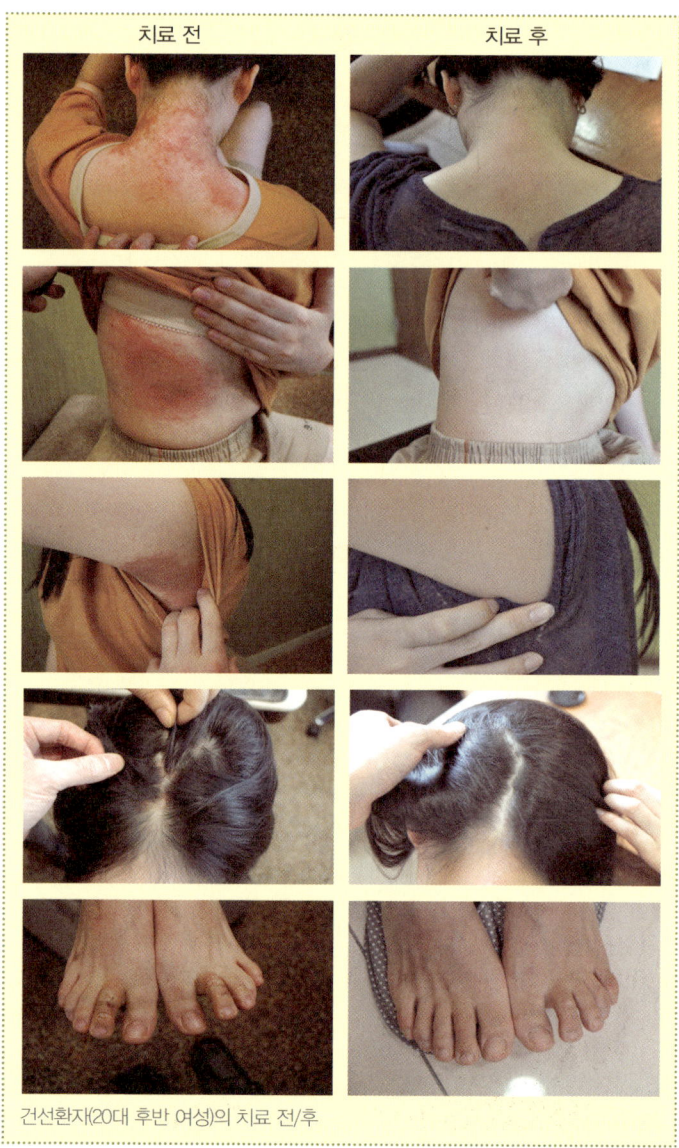

건선환자(20대 후반 여성)의 치료 전/후

피부질환을 다루는 데 있어 서양의학은 근본적인 치료를 하는 것이 아니라 피부에 드러난 증상의 개선에 급급한 편이다. 염증을 악화시키지 않고 관리하는 차원에 머물러 있다는 것이다. 예를 들어 서양의학에서는 스테로이드 연고나 항히스타민제를 통해 일시적으로 증상이 피부로 표출되지 않도록 하거나 염증을 일으킨 면역체계를 인위적으로 차단시킬 뿐이다.

당연히 스테로이드 연고나 항히스타민제 치료를 중단하면 다시 염증은 악화되고 질병의 원인은 해결되지 않은 채 방치되는 악순환이 반복된다.

난치병이라 불리는 피부질환들을 극복하기 위해서는 서양의학에서 행하고 있는 대증요법이 아니라 보다 근본적인 관점에서 해법이 필요하다. 유전자 조작과 줄기세포 치료까지 가능한 현대의학의 아이러니가 아닐 수 없다. 피부에 나타난 질환이라고 해서 피부에만 집중하지 말고 피부라는 조직과 우리 몸 전체의 관계, 그리고 하나의 거대한 순환체계인 우리 몸의 정상적인 기능 회복에 초점을 맞춰야 한다.

위 사례에서 보았듯이 피부과 병원에서 피부질환을 치료하기 위해서 가장 많이 쓰이는 처방이 바로 스테로이드 연고와 항히스타민제이다. 스테로이드 연고는 효과가 즉시 나타나지만 장기간 복용은 위험할 수 있다. 스테로이드 연고는 피부 염증을 가라앉히는 데 분명 효과가 있지만 이것은 겉으로 드러난 증상이 일시적으로 사라진 것일 뿐 근본적인 치료가 된 상태는 아니다. 따라서 병원에서 스테로이드 연고 처방으로 상태가 호전되었다면 안도할 것이 아니라 근본적인 해법이 무엇인지 고민하는 시간을 가져야 한다.

피부는 여전히 미지의 영역이다

아토피와 습진, 지루성 피부염 등 피부와 관련된 많은 질환들에 대해 서양의학이든 동양의학이든 아직까지 명쾌한 원인 규명을 하지 못하고 있다. 식생활이나 환경의 영향, 내적 기능과의 연계성을 짐작만 할 뿐이다. 게다가 당뇨병이나 고혈압처럼 검사 수치에 근거한 과학적 진단이 어렵다. 일반적으로 수축기 혈압이 120~139mmHg이면 고혈압 전단계, 140mmHg 이상이면 고혈압으로 진단하고 약물치료를 고려한다. 그러니까 혈압은 120mmHg 이하를 유지하는 것이 좋고 140mmHg 이상이면 치료에 나서야 동맥경화나 뇌줄중,

스테로이드 연고와 항히스타민제

스테로이드는 부신피질에서 나오는 호르몬으로서 비정상적으로 증식하는 염증 세포를 억제하여 정상적인 체계로 유지해주는 역할을 한다. 피부질환에는 주로 스테로이드제 연고를 사용하게 되는데, 환부에 바르면 모세혈관이 수축되면서 염증반응이 즉각적으로 사라진다. 하지만 연고 성분이 줄어들면 또다시 증상이 재발하고 연고를 반복적으로 사용하게 되면서 연고 사용을 조절할 수 없는 단계에 이른다. 스테로이드 연고는 면역 억제제이기 때문에 장기적으로 사용할 경우 인체의 정상적인 면역력이 억제되어 2차 감염이 빈발할 수 있고 정상적인 세포의 재생능력이 떨어지게 된다.

우리 몸에 외부 물질인 항원(세균이나 바이러스)이 침투하면 이에 대항하기 위해 우리 몸은 항체를 생성하는데, 이에 관여하는 여러 물질 중 하나가 바로 히스타민이다. 항원과 항체가 싸우는 과정에서 우리 몸에 염증이나 가려움이 발생하는데, 이때 히스타민이 작용하지 못하도록 하는 물질이 항히스타민제이다. 항히스타민제를 복용하면 가려움이 덜할 수는 있지만 우리 몸이 스스로 극복해야 하는 과정을 방해하게 되면서 자연스러운 면역력 획득에 도움이 되지 못한다.

심장병과 같은 질병을 미리 예방할 수 있다. 얼마나 명쾌한가!

그러나 피부만 전문으로 진료하고 있는 나 자신조차 환자를 대할 때마다 섣부르게 진단하거나 질환의 이름을 환자에게 말하기가 쉽지 않다. 피부질환에 대한 진단은 명확한 검사 수치에 근거한 것이 아니라 지극히 경험적이고 직관적인 영역의 힘을 빌려야 하기 때문이다. 피부질환에 관한 한 아직까지 서양의학에서도 그 진단에 있어 체계화, 과학화가 덜 된 미지의 영역이라고 말할 수 있다.

아토피 피부염 환자에 대한 검사는 혈액 중의 항체(외부에서 들어온 항원에 대해 알레르기 반응을 일으키는 체내 단백질)의 양을 측정하거나 또는 피부에 일부러 작은 상처를 낸 다음 알레르기의 원인물질(음식물이나 진드기 등)을 떨어뜨리는 방법들이 시

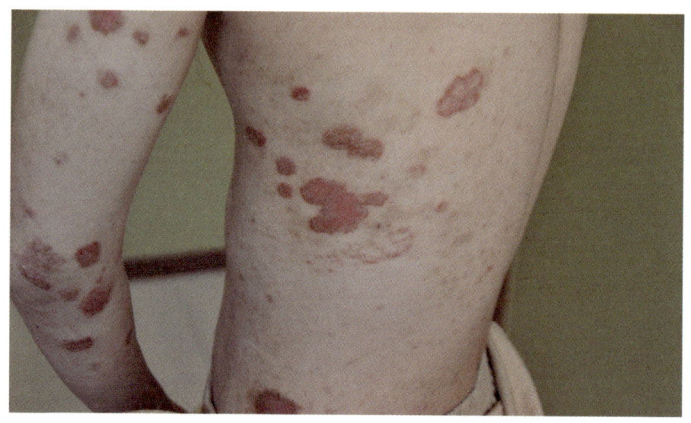
여러 병원에서 각각 다른 진단을 받은 환자의 피부

행되고 있다. 하지만 이런 검사 결과의 수치가 아토피 피부염을 확정하는 데 결정적 근거가 되는 것이 아니라 단지 참고가 되는 수준일 뿐이다.

자, 사진을 보자. 이 환자는 우리 병원에 오기 전에 3군데의 병원을 찾아가 진단과 치료를 받았다. 그러나 혼란스럽게도 세 병원의 진단이 모두 달랐다. 처음 간 병원에서는 습진, 두 번째 간 병원에서는 바이러스성 피부 감염, 세 번째 병원에서는 아토피라고 했다. 이렇게 되면 환자는 당황스러울 수밖에 없다. 피부를 전문적으로 다루는 의사라면 섣부르게 진단을 내리기보다는 시간을 두고 경과를 살펴봐야 한다. 아이러니컬하게도 각각 다른 진단을 내린 의사들은 모두 항히스타민제를 처방하고 바르는 스테로이드 연고를 함께 주었다.

스테로이드 연고와 항히스타민제는 단순히 염증을 누그러뜨리기 위한 처방이다. 원인은 알 수 없기에 그 원인을 제거하는 처방은 불가능하다. 단 다양한 가능성을 염두에 두고 섭취하는 음식, 생활환경(수분, 온도, 햇빛, 환경호르몬, 집 먼지 진드기 등)에 대한 당부를 할 수 있을 뿐이다.

피부에 드러난 증상은 기침과 같은 것이다. 기침이라는 증상은 감기(독감), 천식, 폐렴 등으로 진행될 수 있기 때문에 경과를 살펴보면서 신중히 진단해야 한다. 기침이라는 명백한 현상을 두고 여러 가지 가능성을 염두에 둬야 한다는 말이다. 이 전제는 서양의학이든 동양의학이든 예외일 수 없다. 조금이라도 양심적인 의사라면 피부질환에 대한 정확한 진단 확률이 낮을 수 있음을 환자에게 고지해야 하지 않을까?

이런 이유로 피부질환 진단에 있어서는 풍부한 경험과 통찰력 있는 직관이 중요하다. 어쩌면 피부를 다루는 의사들에게 필요한 것은 과학뿐만 아니라 직관이 더해져야 하는지도 모른다.

피부 조직에 대해 알아야 할 것들

도대체 피부라는 인체 조직은 어떤 구조를 하고 있으며 어떤 특징을 가지고 있을까? 물론 피부과 의사처럼 깊이 알 필요는 없지만 자신의 피부 건강과 미용을 위해 최소한의 상식과 개념은 알고 있어야 한다. 그래야 이 책에서 말하는 문제제기와 해결책을 더 쉽고 효율적으로 이해할 수 있다.

피부는 몸을 둘러싸고 있는 껍질이다. 피부는 심장이나

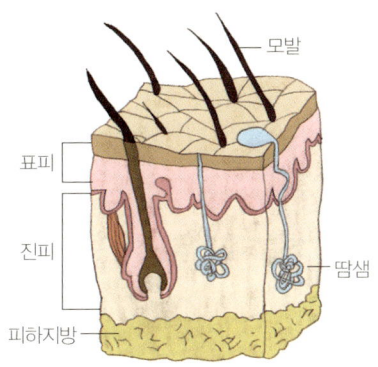

피부조직 구조

폐, 위와 같은 장기들과 달리 특별한 기능이 없는 '껍데기'처럼 보일 수 있다. 하지만 우리 몸의 내부기관을 보호하고 체온을 조절하며 노폐물을 땀의 형태로 수분과 함께 배출하며 피부 호흡을 하기도 하는 매우 중요한 기관이다. 이런 건강상의 이유만이 아니라 외적 아름다움과도 직결되기 때문에 우리는 각별한 관심을 쏟고 있다. 그러나 앞서 말했듯이 현대의학 중에서도 피부는 아직도 계속 연구되고 있는 미지의 영역이다. 상처가 아무는 메커니즘이나 기타 피부질환 진단의 과학적 증거, 원인의 명확한 규명과 수치화가 쉽지 않은 분야이기 때문이다.

피부는 크게 두 부분으로 나뉜다. 맨 바깥쪽에서 공기와 접촉하는 표피, 표피 아랫부분에 있는 진피로 구성되어 있다. 그리고 그 밑에는 피하지방, 근육, 뼈로 구성되어 있다.

표피는 각질형성세포가 대부분을 차지하고 있으며 멜라닌 색소를 만드는 멜라닌세포 등이 있다. 표피에는 각질층이란 것이 있는데, 이것은 죽은 표피세포가 겹겹이 쌓여 만들어진다. 그리고 각질층 안쪽에는 살아 있는 표피세포가 있다. 표피세포는 진피층과 표피층 경계에서 끊임없이 만들어진 다음 피부 표면으로 이동한다. 시간이 지나면서 표피세포는 세포핵을 잃고 각질화가 된다. 우리가 목욕을 하면서 벗겨내는 때는 이 각질층이기도 하다. 표피는 우리 몸에서 수분이 증발하는 것을 막아준다. 또한 표피에는 수많은 피부 상재균이 살고 있다(인간의 장에는 장내 상재균이 있고 심지어 입 속에도 구강 상재균이 살고 있다).

진피는 결합 섬유와 탄력 섬유와 같은 기질 단백질로 이루어져 있으며 표피 아래에 위치하여 모세혈관, 신경, 땀샘, 모낭 등이 자리 잡고 있다. 표피에서는 상처가 생겨도 출혈이 없고 아프지도 않지만, 그것이 진피까지 이르게 되면 출혈과 함께 통증을 느끼게 된다.

표피, 진피와 더불어 피하지방층에 대해서도 알아둘 필요

땀과 땀샘

땀은 체온 조절을 위해 땀샘에서 분비되는 액체다. 체온이 올라가면 체온 조절 중추인 시상하부를 통해 교감신경을 자극하여 땀 분비가 시작된다. 땀이 증발하면서 피부 표면을 식혀 체온이 떨어진다. 땀은 피지와 함께 피부의 건조를 막고, 수분과 함께 소량의 염분과 노폐물을 배출한다. 땀의 분비량은 하루에 600~700밀리리터이며 여름철이나 운동을 할 때에는 10리터 정도까지 늘어난다.

땀의 구성 성분은 99%가 물이고 0.8%의 염분과 질소 함유물, 젖산, 요소 등이 소량 포함되어 있다. 땀샘에는 에크린샘과 아포크린샘이 있는데 보통 말하는 '땀'은 에크린샘에서 나온다. 아포크린샘에서 나오는 땀은 에크린샘에서 나오는 땀에 비해 지방과 단백질 같은 유기물이 상대적으로 많이 함유되어 있어서 피부의 정상세균총에 의해 분해되면 불쾌한 냄새가 나기도 한다.

우리 몸에는 대략 200~400만 개의 땀샘이 있고 평균적으로 6.5 제곱센티미터당 77개의 땀샘 구멍이 존재한다. 땀샘은 피부의 진피에 있으며, 끝이 실타래처럼 말려 있고 그 주위를 모세혈관이 둘러싸고 있다. 수정된 지 100일 정도 이후부터 땀샘이 처음으로 생기며 8개월 후에는 어른의 땀샘과 비슷한 모양으로 완성된다.

가 있다. 피하지방층은 대부분 지방세포로 구성되어 있으며 신경, 혈관 등을 통하여 진피와 밀접하게 연관된다. 지방의 합성과 저장은 기존에 있던 지방세포가 분화하거나 지방세포 안에 지방이 축적되는 과정을 통해 이루어진다. 피하지방은 사람마다 그리고 신체 부위별로 다르다. 또 성별이나 연령대에 따라 두께도 달라진다. 대개는 남성보다 여성이 두껍고 중년이 되면 복부와 허리의 피하지방이 두껍게 형성된다.

피부는 우리 몸을 위해 무슨 일을 할까?

피부가 심장이나 폐, 간보다 그리고 그 어떤 장기보다 더 중요하다고 말할 수는 없지만 그 어떤 기관만큼 중요하고 다양한 일을 하는 것이 바로 피부다. 피부가 우리 몸을 위해서 하는 일은 다음과 같다.

1. 인체에 해로운 자극에 대한 방어막 역할을 한다.
2. 체온을 유지하고 조절한다.
3. 수분과 전해질의 외부 유출을 막는다.
4. 촉각, 통각, 압각, 온도 변화에 반응하는 감각기능을 한다.

5. 땀과 함께 몸속 노폐물을 배출한다.

6. 햇빛에 노출되면 비타민 D를 합성한다.

7. 면역기능을 수행한다.

8. 몸속 장기의 이상 징후를 눈으로 확인할 수 있도록 드러낸다.

1~5번까지는 누구나 알고 있는 사실이다. 하지만 6~8번까지는 좀 더 자세한 보충 설명이 필요하다.

일단 피부가 햇빛을 쐬면 자외선에 의하여 비타민 D 합성이 일어난다. 비타민 D는 달걀노른자, 간, 생선 등에 들어 있지만 대부분은 햇빛(자외선)이 피부에 자극을 주면 비타민 D 합성이 일어난다. 그러나 비타민 D를 합성하는 데 필요한 햇빛의 양은 일상생활을 통해서 충분히 얻을 수 있다(자외선 차단제를 사용한 경우에도 비타민 D 합성에 필요한 정도의 자외선을 얻을 수 있다). 한 연구에 따르면, 햇빛을 쐬어서는 안 되는 특수한 피부질환 환자들이 일광차단을 한 경우라도 체내 비타민 D의 양은 부족해지지 않았다. 물론 겨울철에는 야외 활동이 적어 일조량 부족으로 인한 비타민 D 결핍이 올 수 있다. 비타민 D는 뼈를 만드는 데 중요한 역할을 하는데, 비타민 D가 부족하면

뼈가 약해질 수 있다.(피부에 좋은 일광욕 방법은 3장 참조)

피부에는 선천적으로 면역기능이 있는데, 면역력이 떨어지면 피부는 내외부의 자극으로부터 스스로를 보호하고 피부세포를 재생하는 능력에 장애가 생기게 된다. 피부의 면역력이 떨어지면 아토피나 건선, 습진 등의 피부질환이 생길 수 있다.

또한 피부는 우리 온몸의 다른 기관과 연결되어 있다. 예를 들어 소화가 잘되지 않아 속이 더부룩할 때 나타나는 다른 이상증세는 무엇이 있을까? 소화불량과 같은 위장질환은 두통을 동반하는 경우가 많은데, 이는 위장의 기능에 이상이 생기면서 위장의 에너지 소모량이 많아지고 혈액순환이 원활하지 않아 뇌에 충분한 혈액과 함께 산소를 공급해주지 못하기 때문이다. 또 당뇨병의 경우에도 피부 가려움, 알레르기 반응이 나타나기도 한다. 적혈구나 헤모글로빈의 부족으로 인해 발생하는 빈혈과 함께 손발톱이 쉽게 부러지거나 갈라지는 증상도 흔하게 볼 수 있다.

이 모든 사실들에 비춰볼 때, 우리 몸은 신경계와 혈관을 통해 서로 유기적으로 연결되어 있음을 알 수 있다. 따라서 특정 부위에 문제가 생기면 전혀 엉뚱해 보이는 곳에서 증세가 나타나는 현상은 '우리 몸은 하나의 유기적 체계'라는 관점에서 이해해야 한다. 그런 점에서 한의학은 서양의학의 한계와 맹점을 보완해줄 수 있는 훌륭한 보완재인 셈이다.

몸 속 장기들의 이상 징후가 피부를 통해 나타나는 예는 무엇이 있을까? 피로가 누적되거나 수면이 부족하면 피부가 거칠고 탁해지는 것을 경험한 적이 있을 것이다. 입과 턱 주변의 여드름이나 뽀루지를 보고 자궁이나 대장의 기능이 떨어져 있음을 유추할 수 있고 폐질환이 있는 환자들은 대부분 창백한 피부를 가지고 있다.

피부질환은 피부만의 문제가 아니다

피부질환은 피부만의 문제로 단정 지을 수 없다. 우리 몸은 하나의 우주이며 생태계이므로 서로 영향을 주고받는다. 성인의 몸을 이루는 세포 수는 대략 100조 개 정도로 추정되는데(볼펜으로 피부에 1밀리미터 정도의 점을 찍으면 거기에만 표피세포가 약 1천 개 정도 있다) 그 세포들은 서로 고립되어 있을까? 세포들이 모여 조직을 이루고 기관을 구성하며 혈관과 신경 등으로

두드러기는 왜 생길까?

두드러기는 피부나 점막에 존재하는 혈관의 투과성(특정 물질 분자의 투과를 허용하는 성질)이 일시적으로 증가되면서 혈장 성분이 조직 내에 축적되어 피부가 붉어지거나 부풀어 오르며 가려움증이나 따끔거림이 동반되는 피부질환이다. 두드러기는 대개 치료하지 않아도 24시간 이내에 사라지며 치명적인 경우는 드물다. 그러나 어지러움, 호흡곤란, 가슴이 답답하거나 얼굴에 부종이 일어난다면 위험할 수 있으므로 전문의의 진료를 받아야 한다.

두드러기는 급성과 만성 두드러기로 나누는데, 대부분 원인을 찾을 수 없지만 보통 급성 두드러기의 경우 약물이나 음식물, 음식물 첨가제, 혈액제제, 주사, 접촉 등을 통한 감염 등이 원인이 될 수 있다. 조개류나 갑각류(새우, 게 등), 초콜릿, 땅콩, 돼지고기, 치즈 등의 음식물, 물리적 자극(태양광선, 찬 온도, 찬 음식, 급격한 온도변화, 물 등), 약물(아스피린, 인슐린, 소염진통제 등), 식품 및 식품첨가제(이스트, 구연산 등), 기타 감염이나 임신, 피부질환, 갑상선기능항진증, 당뇨, 악성종양 등에 의해서도 생길 수 있다.

일반적으로 특정 음식물에 의해서 두드러기가 유발된다고 생각하는 경우가 많은데, 음식물 자체에 의한 두드러기가 아니라 음식물 속의 식품첨가제나 인공 화학 성분에 의해 두드러기가 유발되는 경우도 있다는 점을 명심해야 한다.

유기적으로 정교하게 연결되어 있어 우리 몸은 제 기능을 하는 것이다. 그래서 어느 한 부분에 문제가 생기면 전혀 엉뚱한 곳에 이상이 생기기도 한다.

자신의 몸에 맞지 않은 음식을 먹었을 때 피부에 두드러기가 나는 경우도 바로 우리 몸이 서로 유기적으로 연결되어 있다는 증거다. 조개류나 갑각류(새우, 게 등), 초콜릿, 땅콩, 돼지고기, 치즈 등을 먹으면 금세 붉은 반점과 가려움증이 생기면서 부어 오르는 증상을 보이는데, 그런 증상이 나타나는 부위는 주로 손이나 얼굴, 목 등의 피부다. 피부는 음식물과 직접 접촉한 부분이 아니다. 음식물은 입과 식도를 통해 위장으로 이동하기 때문에 피부와 닿을 수 있는 부위는 없다. 결국 음식물을 소화시키는 과정에서 두드러기를 유발하는 어떤 성분이 위 점막을 통해 흡수되고 혈관을 통해 피부조직으로 이동했다는 추론이 가능하다.

결국 피부에 나타나는 이상 증상은 피부와 독소물질의 직접적인 접촉 없이도 생길 수 있다. 우리 몸은 혈관과 신경 등으로 이루어진 정교한 체계이므로 단순한 피부질환이라 할지라도 온몸에 대해 두루두루 살펴야 하는 이유가 여기에 있다. 신기하게도 피부(皮膚)라는 글자의 '부(膚)'에는 위(胃)라는 글자가 포함되어 있다. 위와 피부가 어떤 연관성이 있다는 것을 한자를 만들어낸 사람들은 경험적으로 알고 있었던 것이 아닐까?

아토피 피부염은 천식이나 비염 등의 질환과 함께 나타나는 경우가 많은데, 이 또한 피부와 우리 몸의 다른 기관이 서로 유기적으로 연결되어 있음을 짐작케 한다. 언뜻 생각하기에 피부와 폐는 전혀 다른 조직인 것 같지만 그렇지 않다.

폐포 조직은 산소와 이산화탄소의 교환이 일어나는 곳으로 끊임없이 외부의 공기가 직접 접촉하는 우리 몸의 내부기관이다. 공기와 접촉한다는 측면에서 피부와 유사성이 있다는 것이다. 공기가 지나가는 통로로서 비강 내 점막은 공기와 직접 접촉한다. 결국 아토피, 비염, 천식은 모두 호흡과 관련 있는 기능을 맡고 있는 기관에서 발생하는 질병이며 한 질병이 나타나면 동시다발적으로 증상이 연달아 발생하는 특징이 있다. 그래서 이 세 질환을 '알레르기 행진'이라고 부르기도 한다.

실제로 한 조사결과에 따르면, 천식 환자 중 약 44%가 아토피를, 약 38%는 알레르기 비염을 함께 앓고 있는 것으로 나타났으며 세 가지 질환을 동시에 앓는 환자도 약 16%에 달

한다. 이 세 질환의 원인은 역시 새집증후군과 같은 생활환경과 인공첨가물을 섭취하는 식습관에서 찾을 수 있다. 즉 잘못된 음식을 섭취하면 위와 장에만 이상이 생기는 것이 아니다. 음식에 포함된 인공첨가물과 음식물의 소화와 흡수 과정에서 발생하는 다양한 독소와 노폐물이 혈관을 통해 우리 몸 구석구석에 전달되면서 각종 질환을 유발할 수 있음을 명심해야 한다.

아토피 피부염 치료를 위해 피톤치드가 충만한 곳에서 삼림욕을 하면 아토피는 물론 천식, 비염이 덩달아 개선되는 효과를 보곤 하는데, 이 역시 세 질환이 서로 연관되어 있음을 보여주는 간접적인 증거이다. 따라서 이 세 가지 질병의 연관성을 염두에 두고 경과를 지켜보면서 치료할 필요가 있다.

또 아토피, 비염은 장의 기능이 떨어진 경우에 발생하는 경우가 많다. 대장 속의 유익균과 유해균은 면역력과 관련 있다. 미생물 주머니라고 할 만큼 수많은 미생물이 존재하는 장은 인체 면역활동의 큰 부분을 차지하기 때문에 아토피, 비염처럼 면역과 관련된 질환에 영향을 미치게 된다. 유해한 균과 유익한 균이 서로 적절한 경쟁을 하면서 장내의 환경을 일정하게 유지하게 되는데, 장의 기능이 떨어진 경우에 이러한 면역활동의 조절과 균형에 문제가 생긴다. 즉 장의 상태에 따라 우리 몸의 면역 조절 능력이 달라지고 아토피와 비염 등을 발생시키거나 악화시킬 수 있다.

피부 염증은 어떻게 생기는가?

시대에 따라 유행하는 질병이 달라지는 이유는 섭취하는 음식과 생활환경이 변하기 때문이다. 고혈압, 당뇨, 비만 같은 질병이 사람들을 위협하기 시작한 것은 불과 100년도 채 되지 않는다. 섭취하는 음식에 따라 질병의 양상이 달라지는 대표적 사례를 역사 속에서도 쉽게 찾을 수 있다.

비타민 B가 결핍되면 생기는 질환으로 각기병이라는 것이 있다. 각기병에 걸리면 신경과 근육이 손상되어 저리거나 무감각해지고 통증이 따르는데, 나른해지고 호흡곤란까지 유발할 수 있다. 그런데 이 각기병은 일본에서 백미를 주로 먹기 시작하자 흔한 질병이 되었다. 에도시대 초기에는 현미를 주식으로 먹었지만 도정기술이 발달하면서 백미를 먹기 시작했고 껍질이나 배아 부분에 들어 있는 비타민 B와 미네랄, 식이섬유 등을 섭취할 수 없게 되자 각기병이 널리 퍼지기 시작한 것이다.

자, 그렇다면 옛날의 피부질환과 요즘의 피부질환은 어떻게 달라졌을까?

예전에는 영양부족과 위생상의 문제로 인해 주로 피부질환이 발생했다. 종기나 부스럼이 대표적인 경우다. 조선왕조실록을 보면, 종기와 각종 피부질환으로 인해 고생한 왕들이 많이 등장한다. 태조와 세종, 세조, 선조 등이 온천을 찾았다는 기록이 많은데 그 이유는 대부분 온천욕을 통해 피부의 상태와 기능을 제자리로 돌려놓기 위해서였다. 격렬한 운동을 통해 땀을 배출해야 피부가 건강해지는데 왕이라는 신분상의 이유로 운동을 통한 땀 배출, 즉 노폐물 배출이 쉽지 않았을 것이고 결국 피부질환으로 이어지는 악순환이 반복되었을 것이다. 이와 반대로 일반 백성들은 잘 씻지 못하는 청결상의 문제로 인해 종기와 봉와직염 같은 피부질환을 앓는 경우가 많았고 영양결핍으로 인한 부스럼도 많았다.

그러나 요즘에는 영양 결핍보다는 영양 과잉, 또는 인스턴트식품에 첨가된 인공화합물, 면역체계의 혼란, 혈액순환 장애, 스트레스 등이 원인으로 작용하여 피부질환이 일어난다.

현대에 들어 많이 발생하는 습진, 건선, 아토피, 지루성 피부염 등은 모두 원인을 명확하게 규명하기 힘들다. 원인이 불명확하다면 해법 또한 혼란스러울 수밖에 없고 장기적인 관점에서 일관된 치료를 진행하기 힘들어진다. 이것이 바로 피부질환을 다루는 현대의학의 고민이다.

결국 현대인들을 고통스럽게 하는 피부질환은 예전에는 섭취하지 않았던 인공 음식물, 변화된 주거환경, 과도한 스트레스나 자율신경계의 부조화 등에서 원인을 찾아야 하며 그런 요소들을 제거해 나가는 것이 근본적인 해결책이라 할 수 있다. 피부는 분명 현대인들이 생존하는 데 부적절한 음식물과 환경에 대한 경고를 '원인을 명확히 알 수 없는 이상한' 피부질환을 통해 경고하고 있는 셈이다. 결국 서양의학이든 한의학이든 치료제나 연고, 혹은 침과 한약 몇 첩으로 피부질환을 말끔히 치료할 수 없다는 현실을 인정해야 한다.

현대인들이 자주 걸리는 피부질환은 역시 면역체계의 혼란으로 인한 이상 과민 반응, 원활하지 못한 혈액순환, 잘못된 음식물(인공첨가물) 섭취와 스트레스 등으로 인해 노폐물과 독소가 몸 밖으로 배출되지 못하기 때문에 발생한다. 원인이 다양한 만큼 나타나는 피부 증상도 조금씩 차이가 있다. 이

책에서 주로 다룰 피부질환은 다음과 같다.

- 아토피 피부염
- 건선
- 습진(화폐상 습진)
- 지루성 피부염(안면홍조)
- 사마귀
- 한포진
- 두드러기
- 여드름
- 다한증

아토피와 알레르기는 다르다

앞서 아토피의 어원에서 밝혔듯이 아토피 피부염은 그 원인을 명확히 알 수 없는 '이상하고 비정상적인' 피부질환을 뜻한다. 아토피 피부염에 걸리면 피부가 건조해지거나 우둘투둘해지고 피부가 두꺼워지는 등 여러 가지 반응이 나타나는 데, 그 발병 메커니즘은 명확하게 밝혀지지 않았다. 아토피의 의학적 정의는 '항원-항체반응 중 그 기전이 불명확한 반응'이다. 즉 아토피 피부염이란 알레르기 반응 중 그 원인을 명확하게 알 수 없는 이상하고 비정상적인 반응을 뜻하고 일반적인 알레르기 반응과 구별된다.

그렇다면 알레르기 반응에 대해 좀더 자세히 알아보자. 알레르기란 1906년 오스트리아의 피르케(Pirquet)라는 소아과 의사에 의해 처음 명명되었는데, '변화된 반응능력' '이상반응'이라는 뜻을 지니고 있다. 즉 외부 자극과 면역체계의 상호작용에 의하여 일어나는 과민반응을 의미한다.

알레르기 질환은 꽃가루나 집 먼지 진드기, 음식물, 애완동물의 털, 각종 화학물질 등에 의해 코의 점막이나 눈, 목과 얼굴 등에서 민감한 반응을 일으키는 것으로서 쉽게 말해 갖가지 자극에 민감한 체질인 사람에게서 흔히 나타난다. 우리 몸의 면역체계는 몸에 해로울 것 같은 물질(바이러스나 기생충을 비롯한 병원체)을 공격하는데, 꽃가루나 땅콩 같은 외부의 물질을 몸에 해로운 것으로 인식해 잘못된 면역 반응을 일으키는 것이다. 이렇게 알레르기 반응을 일으키는 물질을 알레르겐이라고 한다. 알레르기 질환은 호흡기 및 눈, 피부, 위장관 등에서 발생할 수 있으며 온몸에 발생하는 경우도 있다.

그렇다면 왜 이런 알레르기 질환은 갈수록 심해지고 증가하는 것일까?

첫째, 우리가 생활하는 공간에 새로운 알레르기 유발물질, 즉 알레르겐이 다양해지고 증가했기 때문이다. 자연의 재료(흙, 나무, 돌 등)를 이용해 집을 짓던 옛날에는 집이라는 공간에서 알레르겐이 없었을 것이다. 그러나 지금 우리가 살고 있는 공간은 시멘트와 콘크리트, 석고보드, 페인트, 각종 석유화학 물질로 둘러싸여 있다. 또 도시의 아파트는 외부와의 환기가 잘 이루어지지 않고 난방온도가 높아 집 먼지 진드기와 같은 알레르겐이 살기 좋은 곳이 되어버렸다. 게다가 각종 가구, 컴퓨터, 냉장고, 세탁기 등 가전제품 또한 플라스틱 소재로 되어 있어 유해물질이 나올 수밖에 없다.

둘째, 우리가 먹는 음식물에는 그 이전에 인류가 접해보지 못한 각종 인공첨가물이 들어가 있기 때문이다. 방부제, 인공감미료, 식용 색소, 산화방지제 등이 우리 몸에 들어오면 그것은 자연의 상태에서 얻어지는 음식물이 아니기 때문에 몸의 면역체계 입장에서는 이물질, 즉 공격해야 할 대상으로 인식하여 알레르기 반응을 일으킬 수 있다.

마지막으로 어떤 이유 때문인지 우리 몸의 면역체계가 이상반응 또는 과민반응을 보이는 경우 알레르기 질환은 발생할 수 있다. 과로와 심한 스트레스에 장기간 노출되었을 때, 또는 너무 무기력하고 의욕상실인 상태가 지속될 때 교감신경과 부교감신경의 지배를 받는 면역체계가 무너지면서 이상 반응을 보이는 것이다. 즉 알레르기 질환은 현대인들의 생활양식이 교감신경과 부교감신경의 균형을 무너뜨리는 상황임을 보여주는 증거가 아닐까? 또는 체내로 침투하는 세균과 싸우기 위해 면역 체계를 가동해야 하는데 위생 상태가 너무 좋아서 세균 감염이 줄고, 활동할 일이 없어진 면역체계가 병원체가 아닌 알레르겐에 맞서 싸우게 되는 상황이 될 수 있다.

아토피나 알레르기 반응 모두 우리 몸의 면역체계의 이상반응인데, 그 원인은 명확히 밝혀지지 않은 상태다. 오죽하면 '알 수 없는' '이상한'이란 뜻을 가진 아토피가 병명이 되었겠는가!

보습제의 함정 : 피부는 숨 쉬는 조직이다

아토피 피부염을 예방하고 치료하기 위해서는 보습이 가장 중요하다는 상식을 잊지 말자. 그럼 정상적인 우리 몸은 어떻게 피부가 촉촉한 상태, 즉 보습 상태를 유지할 수 있을까? 그것은 바로 모공의 피지선에서 배출되는 피지의 분비량에 따라 좌우된다. 피지가 원활하게 분비된다면 사람의 피부는 항상 촉촉하고 윤기 있는 상태를 유지할 수 있다.

피지 이외에도 정상적인 인체는 보습을 위한 기능들이 더 있다. 인체가 덥거나 열감을 느낄 때 발생하는 땀 역시 인체의 정상적인 보습을 담당하는 한 축이다. 최근 화장품 광고 문구에서 자주 인용되는, 각질층의 각질세포에 존재하는 아미노산류의 천연 보습인자(Natural Moisturizing Factor, NMF)도 보습기능에 중요한 역할을 담당한다. 이 천연 보습인자는 물과 친화력이 있는 수용성 화학구조로서 각질층이 많은 수분을 함유하도록 도와준다.

그러나 무슨 이유에서인지 현대인들의 피부는 건조해지고(특히 겨울) 그로 인해 가려움과 각종 피부질환에 쉽게 노출되는 생활을 하고 있다. 피부의 생리적 기능을 회복하여 인체의 천연 보습인자인 피지의 분비량을 늘리려는 노력은 하지 않은 채 오히려 인공적인 보습제에 의존하고 만다.

보습제가 일시적으로 피부의 건조함을 해결해줄 수는 있지만 근본적인 해법이 되지는 못하고 아토피 피부염을 비롯한 각종 피부질환을 만성적으로 고착화시킬 우려도 있다. 이것은 마치 소화가 안 될 때 습관적으로 소화제를 복용하는 것과 같다. 조금 속이 더부룩하다고 하여 매일 소화제를 복용한다면 우리의 위는 외부에서 들어오는 소화효소에 적응하여 더 이상 스스로 소화효소를 만들 필요가 없게 된다. 즉 소화기 본연의 기능은 약화되고 무력해질 것이다. 급체시 일시적으로 소화제를 복용하는 것은 큰 문제가 아니지만 상습적으로 소화제를 복용하면 위의 기능은 근본적으로 회복되지 않는다.

그럼에도 불구하고 우리는 화장품 회사의 아름답고 젊은 모델들이 나오는 광고에 현혹되어 보습제를 비롯한 다양한 제품을 사용하면 피부 노화를 늦추고 촉촉하고 건강한 피부를 유지할 수 있다는 환상에 사로 잡혀 있다. 그러나 과연 보습제는 피부를 항상 촉촉하게 해줄 수 있을까?

앞서 피부 조직에 대한 개념 설명에서 살펴보았듯이 피부

표면은 각질층으로 되어 있다. 이 각질에도 평소에는 수분이 포함되어 있지만 수분을 잃게 되면 피부가 건조하다고 느끼게 된다. 이때 각질이 일어나기 쉽다.

또 피부는 몸 속 노폐물을 수분과 함께 땀의 형태로 몸 밖으로 배출하며 실제로 호흡을 한다. 그런데 이 열린 구조의 피부가 수분을 충분히 함유하고 있으면 촉촉하게 되고, 수분이 부족하면 건조해진다.

우리는 촉촉한 피부를 선호한다. 그래서 화장품 광고는 '보습제' '보습기능 강화'라는 문구로 소비자들을 현혹한다. 보습제, 즉 습기를 보충해주는 제품이라는 뜻인데 이는 철저히 화장품 회사가 만들어낸 마케팅 용어다.

보습제는 우리 피부에 어떤 작용을 하여 피부를 촉촉하게 유지해주는 것일까? 보습제는 일시적으로 수분을 피부 조직에 침투시켜 촉촉하게 만든다. 주로 글리세린, 프로필렌글라이콜, 포리에틸렌글라이콜 등이 보습제의 원료로 쓰인다(화장품 보습제와 피부질환자용 보습제의 성분은 같다). 그러나 원래 우리 피부 조직이 가지고 있는 보습기능, 즉 피부가 수분을 잡아둘 수 있느냐가 관건이다. 가장 이상적인 상태는 피부가 스스로 일종의 막을 만들어 수분이 증발하지 않도록 보호하는 것이

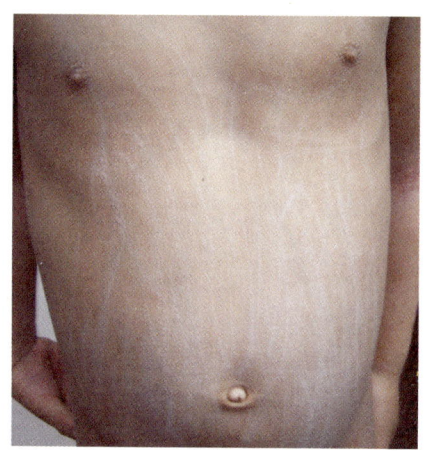
아토피 피부염 초기 증상을 보이는 소아 환자

다. 화장품 속 합성 계면활성제는 피부장벽을 파괴하여 일시적으로 피부의 숨구멍(입구)을 막아버리는 결과를 초래할 수 있다. 결국 합성 계면활성제가 피부장벽을 파괴하면 피부의 수분이 더 잘 빠져나가게 된다.

위 사진은 아토피 피부염 초기 증상으로 병원을 찾아온 소아 환자의 복부 모습이다. 복부 전체에 우둘투둘한 닭살이 발생한 것을 알 수 있다. 아이러니하게도 이 환자는 하루에도 몇 번 씩 온몸에 보습제를 충분히 바르고 있었다. 그럼에도 불구하고 피부는 갈수록 건조해지고 모공이 점점 막혀 모공각화증이 발생한 것이다. 모공각화증이란 우리가 흔히 '닭살'

이라고 부르는 증상인데, 아토피를 앓고 있는 환자들 중 전신 혹은 일부분에 많이 나타난다.

보습제를 쓰면 일시적으로 피부의 숨구멍이 막혀 촉촉해지는 것처럼 보이지만 보습제를 쓰지 않으면 오히려 파괴된 피부조직에서 수분 유출이 더 쉽게 되어 피부가 건조해지는 것이다. 그러나 사람들은 일시적 효과를 위해 보습제를 필요 이상으로 많이, 자주 바르게 되고 계속 보습제를 써야 하는 악순환에 빠지고 만다. 스킨이나 로션은 물론 영양크림에는 수분이 충분히 들어 있고(화장품은 보통 70% 이상의 수분으로 구성되어 있다), 수분을 빨아들이면 그것을 쉽게 놓아주지 않는 성질이 있다.

최근에 보습제와 관련하여 충격적인 뉴스가 보도된 적이 있다. 일반적으로 쓰이는 아토피 피부염 보습제와 치료제에서 부작용 위험이 발견되어 보건 당국의 사용 자제 권고를 받은 것이다. 부펙사막(Bufexamac) 성분의 아토피 피부염 보습제와 치료제가 심각한 부작용과 불충분한 효과를 이유로 유럽의약품청(EMA)이 유럽 내 허가를 취소했기 때문이다.

보습제는 인공적인 합성 화학물질임을 잊지 말자. 일시적으로 피부를 촉촉하게 만들어줄 수는 있지만 안전한 방법이라고 할 수 없으며 근본적 해결책 또한 결코 아니다. 시중에는 다양한 합성 화학물질로 만든 보습제가 판매되고 있지만 피부가 연약한 유아, 민감성 피부, 지나치게 건조한 피부에는 오히려 독이 될 수 있다. 되도록 천연 원료로 만들어진 제품을 사용하는 것이 좋다.

건강한 피부를 위한 3대 원칙

그렇다면 건조한 피부를 촉촉한 피부로 되돌리고 건강한 피부를 유지하기 위해서는 무엇을 해야 할까? 무엇보다 겉보기와 달리 피부는 숨 쉬는 조직이라는 사실을 잊지 말아야 한다. 그리고 인간의 몸은 자체적으로 피부를 촉촉하게 할 수 있는 시스템을 갖추고 있다. 인공적인 합성 화학물질에 의존하는 것은 바람직하지 않다.

3장에서 자세히 설명하겠지만 여기서는 핵심 원칙 3가지를 먼저 살펴보자.

1. 체내 노폐물과 독소를 잘 배출해야 한다.

2. 좋은 공기를 마시고 좋은 음식을 먹어야 한다.

3. 스트레스를 줄이고 풀어야 한다.

우리 몸은 음식물을 섭취하면 그것을 위에서 소화시키고 소장과 대장을 거쳐 영양분과 수분을 흡수한다. 그리고 에너지 대사의 부산물을 비롯하여 각종 노폐물, 수분을 배출한다. 그런데 사람들은 몸에 좋은 음식물만 먹을 줄 알았지 몸 밖으로 '버리는' 일에는 그만큼 관심을 가지지 않는다. 몸의 전반적인 건강을 위해서는 영양분을 섭취하는 것 못지않게 배출하는 것도 중요하다.

그렇다면 먹고 마시고 호흡하며 생활하는 가운데 발생하는 독소를 배출하는 경로에는 어떤 것들이 있을까?

- 대변, 소변
- 구토
- 호흡
- 땀

이쯤에서 앞서 밝힌 피부의 기능을 다시 살펴보자. 피부는 땀을 흘리면서 모세혈관을 통해 이동한 염분과 노폐물 등을 함께 배출한다. 물론 피부뿐만 아니라 대소변, 호흡, 구토를 통해서도 몸속 노폐물과 독소를 배출한다.

대변을 통한 독소 배출은 흔히 관장요법, 대장세척요법과 일맥상통한다. 대장 속 숙변을 제거함으로써 한꺼번에 독소를 배출하는 것이다. 하지만 이 방법은 인체에 부담을 주거나 일시적으로 체력 저하를 유발할 수 있다. 소변 또한 물을 자주 마시면 독소와 노폐물을 배출하는 데 도움이 된다.

구토는 억지로 해서는 안 되지만 상한 음식이나 독성이 강한 음식을 먹게 되면 구토를 해야 하는 경우가 있다. 자칫 식중독이나 더 심각한 상태에 빠질 수 있기 때문이다. 구토는 위에서 음식물을 받아들일 수 없을 때 나타나는 생리적 현상이다. 이 또한 식도와 위에 부담을 줄 수 있다. 특히 구토를 상습적으로 하게 되면 위액에 포함된 산 성분이 식도를 자극하고 손상시킬 수 있다.

호흡을 통해서도 우리는 알게 모르게 노폐물을 배출하고 있다. 호흡을 통해 우리는 산소를 받아들이고 신진대사를 통해 만들어진 이산화탄소를 배출하게 된다. 이때 몸속 노폐물이나 독소 성분이 함께 빠져나온다. 따라서 마음수련이나 명상, 요가 등을 통해 심호흡을 함으로써 독소 배출 능력을 높여야 한다.

마지막으로 피부를 통해 배출되는 땀은 피부가 흘리는 '소변'과 같다. 피부는 몸 속 물질이 몸 밖으로 나가는 열린 구조, 즉 통로이므로 땀을 통한 독소 배출 기능을 극대화할 필요가 있다. 피부질환을 앓고 있는 환자들은 이 기능에 문제가 있는 경우가 많다. 땀을 얼마나 잘 그리고 제대로 흘리느냐가 바로 피부 건강의 척도이다. 땀은 피지와 함께 피부의 건조를 막고 표면을 건강한 상태로 유지하는 중요한 역할을 한다. 중증 아토피 환자의 경우에는 매일 3~4시간의 강도로 목욕과 찜질 등을 통해 땀을 충분히 흘려야 한다. 그렇게 하면 막힌 땀구멍이 열리고 피부는 숨을 쉬게 된다.(땀을 흘려 독소를 배출하는 구체적 방법은 3장 참조)

피부질환을 앓고 있는 사람들은 섭취하는 음식에 대개 민감한 반응을 보인다. 기본적으로 인스턴트식품과 인공첨가물이 많이 들어간 음식, 정제된 밀가루로 만든 음식, 기름진 음식은 피하는 것이 좋지만 그 외에는 골고루 섭취하는 것이 좋다. 다만 모든 음식은 차갑게 먹는 것보다 따뜻한 온도를 유지하여 먹는 것이 좋다. 우리의 체온이 36.5도 이므로 가급적 체온과 가까운 음식을 섭취하는 것이 체온을 일정하게 유지하여 피부세포의 재생을 원활하게 하기 때문이다. 물을 마시더라도 미지근하거나 따뜻한 것이 좋다.

그리고 자신의 체질을 정확히 알고 자신의 몸에 맞는 음식을 섭취하는 것도 중요하다. 음식을 먹고 알레르기 반응을 일으킨다면 그런 음식은 피해야 한다. 그러나 땀을 충분히 흘리고 신진대사가 원활한 상태에서는 알레르기 반응을 보이던 음식물도 정상적으로 받아들이는 경우가 있다. 달걀 알레르기가 있는 사람이 운동과 심호흡 등을 통해 독소를 배출하고 체질을 개선하면 달걀을 먹어도 그 전처럼 알레르기 반응이 일어나지 않는 경우가 많다.

아이들의 경우, 한창 풍부한 단백질과 균형 잡힌 영양 섭취를 해야 하기 때문에 피부에 해로울 수 있다는 이유로 유기농이나 채식만을 고집한다면 피부질환 치료는 물론 면역력 저하나 성장 발육에 문제가 생길 수 있다. 면역력이 뒷받침되어야 건강을 유지할 수 있으며 질병과 맞서 싸우는 것도 백혈구와 면역 세포의 원활한 활동에서 비롯된다.

물론 한의학적으로는 환자의 사상체질을 판단한 다음에 거기에 맞는 식이요법을 쓸 수 있다. 그러나 체질 감별에 자신이 없거나 사상체질 자체를 믿지 않는다면 음식을 골고루 섭취하는 것이 중요하다. 두드러기와 알레르기 반응이 유발되는 음식의 경우에는 가급적 1~2주 정도 피부 반응을 보면서 음식의 양을 조절할 필요가 있다.

마지막으로 스트레스는 피부에 어떤 영향을 미칠까? 사람은 스트레스를 받으면 심장 박동수가 빨라지고 혈압이 상승한다. 이런 상태가 심해지거나 장기화되면 혈관이 굳어지고 뇌졸중이나 심근경색에 걸릴 위험이 높아진다. 과로나 분노 등으로 인해 스트레스를 받으면 활성산소가 많아지는데 활성산소는 우리 몸의 세포막, DNA 등 세포 구조를 공격한다. 결국 피부의 재생 시스템에 이상이 생겨 피부가 거칠어지고 이상 반응이 일어난다. 또 얼굴이나 머리, 목이나 등 부위로 피가 과도하게 쏠려 안면홍조나 지루성 피부염을 유발할 수 있다.

활성산소는 왜 줄여야 하는가?

호흡과정에서 몸속으로 들어간 산소는 여러 가지 체내 대사과정을 거치면서 생산되는 '산화력이 강한' 산소다. 산화력이 강하다는 것은 생체조직을 공격하고 세포를 손상시킬 수 있다는 뜻으로 유해산소라고도 한다. 즉 우리가 호흡하는 산소와는 완전히 다르게 불안정한 상태에 있기 때문이다. 여러 가지 환경오염 화학물질, 자외선, 스트레스 등으로도 만들어질 수 있다. 우리 몸속에 활성산소가 많아지면 활성산소는 산화작용을 일으킨다. 결국 세포막, DNA, 그 외의 모든 세포 구조를 손상시키고 세포는 본래 기능을 잃거나 변질된다.

현대인이 걸리는 많은 질병 중 약 90%가 활성산소의 영향을 받는다고 알려져 있는데, 각종 암이나 동맥경화증, 당뇨병, 뇌졸중, 심근경색증, 아토피 등이 있다. 자외선과 방사선에 과다하게 노출되어 발생하는 질병도 활성산소 때문이다. 결국 질병에 걸리지 않으려면 몸속의 활성산소를 없애야 한다.

활성산소를 없애주는 물질이 항산화물질이다. 항산화물질은 산화를 방지하는 역할을 하는데, 항산화작용을 하는 성분은 비타민C와 비타민E, 베타카로틴이나 폴리페놀 등이다. 주로 딸기나 블루베리, 사과, 복숭아 같은 과일에는 비타민류가 풍부하게 들어 있고 당근과 같은 녹황색 채소와 해조류에는 베타카로틴, 붉은색과 자색 계열의 과일, 녹차와 적포도주, 카카오(초콜릿 원료) 등에는 폴리페놀이 풍부하다.

2장

피부를 제대로
알아야 건강해진다

피부질환의 대부분은 긁지만 않아도 낫는다
피부질환으로 인해 목숨을 잃을 수도 있다
아이에게 적당히 흙장난을 시켜라
피부의 성질은 사람마다 다르다 : 건성과 지성
땀이 잘 나면 피부에 좋다
여드름과 뾰루지는 왜 생길까?
피부질환에 비누와 샴푸는 어떤 영향을 미칠까?
피부에 생기는 딱지는 좋은가, 나쁜가?

피부질환의 대부분은 긁지만 않아도 낫는다

피부질환의 원인이 무엇이든 간에 피부에 나타난 이상 증세를 호전시키기 위해 가장 중요한 일은 긁지 않는 것이다. 감히 주장하건대 피부질환의 대부분은 긁지만 않아도 상태가 악화되지 않으며 자연적으로 치유될 수 있다. 아토피를 치료하는 다른 의사나 한의사들 중 일부는 아토피 환자에게 질환 부위를 시원하게 긁어도 괜찮다고 조언하기도 한다. 그런 방법으로 아토피가 어떻게 치유되는지는 모르겠지만 질환 부위를 긁는 순간 상처가 생기고 2차 감염의 우려가 높아지며 결국 피부질환은 확대되고 심해질 수밖에 없다.

아토피 피부염의 경우, 발병의 메커니즘을 명확히 설명하

피부질환의 악순환 구조

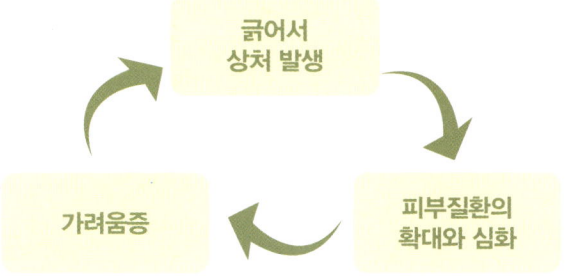

기 어렵지만 가려운 곳을 긁음으로 인해서 아토피가 심해지는 것은 분명하다. 가려워도 참고 긁지 않으면 더 이상 악화되지는 않는다. 결국 손톱으로 긁는 과정을 통해 표피의 조직이 파괴되는 것이다.

 손톱은 표피의 각질층을 벗겨내고, 손톱과 손가락 등의 세균이 피부에 침입하여 상태를 악화시킨다. 여기서 긁는다는 행위는 손톱으로 직접 피부를 긁는 것뿐만 아니라 손으로 질환 부위를 두드리거나 때리는 행위, 옷이나 다른 물건으로 비비거나 마찰시키는 행위를 모두 포함한다.

 그렇다면 가렵다는 것은 무엇일까? 사람의 피부는 상처가 나거나 알레르기 반응을 보이거나 모기 같은 벌레에 물리거나 하면 염증반응을 일으킨다. 가렵다는 것도 그런 염증반응의 일종이다. 원인은 외부에서 이물질(세균, 바이러스 등)이 침입했거나 내부의 노폐물이나 독소가 배출되는 과정에서 피부에서 염증반응이 일어나는 것이다.

고등학교 3학년 수험생으로 극심한 아토피 증상 때문에 한의원을 찾아온 환자가 있었다(아래 사진 참고). 이 학생은 무의식적으로 긁는 습관 때문에 우측 어깨에 상처가 심하게 나 있었고 스크래치가 난 부위 이외에도 오랫동안 아토피를 앓아서인지 색소가 침착되어 피부가 검붉은 상태였다. 대입시험을 준비해야 하는 시기임에도 불구하고 아토피 때문에 공부에 집중할 수 없었고 결국 아토피를 치료한 후에 재수를 하기로 결심한 상태였다.

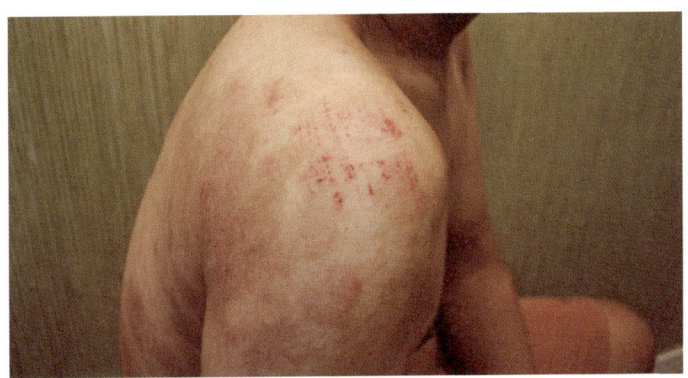

아토피 때문에 공부에 집중하지 못한 환자

수능이 끝난 12월부터 재수 학원이 개강하는 2월말까지 치료에 집중할 수 있는 시기였다. 한약을 복용하면서 약침 시술과 침 시술을 일주일에 3~4회 집중적으로 실시했다. 그리고 운동과 반신욕 등을 통해 땀을 배출하는 데 집중했다. 그 결과 2월말이 되어서는 피부 상태가 많이 안정되었고 재수를 하는 동안에는 주말을 이용해서 반신욕과 운동을 병행했다.

이 학생은 여름이 될 무렵 아토피가 깨끗해지고 학업에 열중하여 지방의 한 의대에 진학했다.

아토피를 비롯한 피부질환의 치료를 위해서는 무엇보다 긁지 않는 것이 중요하다. 자신의 행위를 제어할 수 있는 성인이라면 크게 문제될 것이 없지만 가려움을 잘 참지 못하는 소아의 경우에는 인내심을 가지고 세심한 배려를 해야 한다. 긁는다고 무턱대고 나무라거나 채근하기보다는 '가렵지만 참아야 하지. 그래야 낫는 거야' 처럼 따뜻한 격려와 조언이 필요하다. '자꾸 긁으니까 안 낫는 거야!' 하면서 화를 내거나 윽박지르면 아이는 스트레스를 받고 조바심을 내며 상태가 더욱 악화될 수 있다.

긁으면 긁을수록 치료기간이 오래 걸리고 상태는 악화된다. 상태가 호전되기 전까지 부모는 아이가 자면서 무의식중

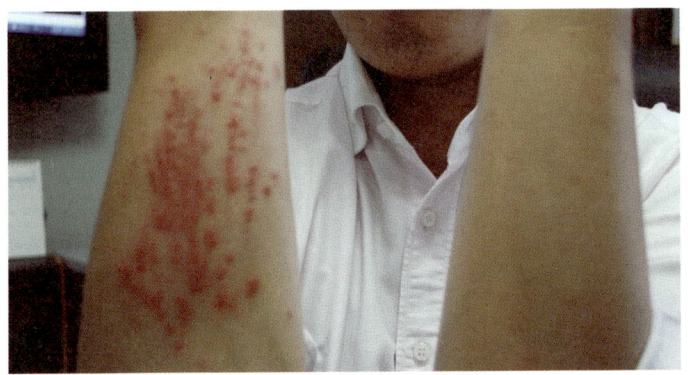

피부질환 치료의 제1원칙 : 긁지 않는다

에 긁지 않도록 '보초'까지 서야 한다. 아토피를 비롯하여 원인을 알 수 없는 피부질환을 치료하는 제1원칙은 '긁지 않는다'라는 점을 명심해야 한다.

나는 '과연 피부를 긁는다는 것이 얼마나 해로운지' 몸소 체험하기 위해 나 자신의 몸을 실험 대상으로 삼아 관찰한 적이 있다.

아토피 증상이 전혀 없는 나의 팔뚝을 오른쪽은 3~4일간 계속 해서 긁어댔고 왼쪽은 전혀 긁지 않았다(위 사진 참고). 정상적인 피부도 이유 없이 긁으면 손톱으로 인해 표피층에 상처가 생기고 그 틈으로 세균이 감염되어 붓고 붉어지게 된다. 나는 이 사진을 환자들을 치료할 때 꼭 보여주곤 한다. 그러

063

면 '긁는 것이 뭐 대수일까' 하며 의구심을 갖는 환자나 보호자들은 '긁지 않는 것'의 중요성을 절실히 느낀다.

피부질환으로 인해 목숨을 잃을 수도 있다

피부는 우리 몸의 전반적인 건강상태를 알려주는 바로미터이기도 하다. 우리가 '안색이 안 좋다' '얼굴이 잿빛이다'라고 말할 수 있는 것도 근심과 걱정 같은 마음의 병은 물론 신체의 건강 상태가 얼굴 피부를 통해 드러나기 때문이다. 우리 몸은 서로 혈관과 신경계로 연결되어 있어서 어느 한 쪽의 이상은 금세 피부에 흔적을 남긴다.

물론 피부에 생긴 상처나 이상 증세로 인해 외부의 이물질이 우리 몸속 내부로 침투하기도 한다. 안이하게 생각한 나머지 방치했다가는 자칫 목숨까지 잃을 수 있다. 가장 대표적인 것이 봉와직염이다. 군대생활을 해본 성인 남성이라면 한 번쯤 겪어보거나 목격해봤을 피부질환이다.

봉와직염은 황색포도상구균, 폐렴균, 대장균과 같은 세균이 피부의 조그마한 틈으로 침투하여 진피와 피하지방을 감염시켜 홍반, 부종, 열감, 통증을 일으킨다. 봉와직염의 주요 감염경로는 무좀이나 피부 짓무름, 외상에 의해서 발생하지만 상처가 나지 않더라도 꽉 조이는 딱딱한 신발을 신고 오랫동안 걷거나 운동을 한 후에도 발생할 수 있다. 봉와직염이 군인들에게서 많이 발생하는 이유도 이 때문이다. 전투화는 발목 부분이 높고 통풍이 잘 안 되며 보행을 할 때 끈을 조이게 되므로 상처가 나기 쉽고 그 틈에서 세균이 자라고 침투하기 쉽다. 주로 다리나 발 부분에서 잘 발생하지만 신체의 다른 부위에서도 생길 수 있다.

봉와직염에 걸리면 국소적으로 홍반, 통증이 있고 오한, 발열이 있은 후에 주위로 급격히 퍼진다. 문제는 세균의 독소가 전체 혈액 내로 퍼지면서 패혈증, 피부 괴사를 초래할 수 있다는 것이다.

녹슨 칼이나 못 같은 날카로운 부분에 찔려 창상을 입은 피부가 제대로 치료 받지 못한 채 오랫동안 방치되면 독성이 강한 균이 우리 몸속으로 들어와 패혈증을 유발할 수도 있기 때문에 조심해야 한다. 피부를 통해 침투한 독성 강한 균이 심장이나 폐, 뇌에 침투하여 조직을 손상시키고 심하면 죽을 수도 있다.

일반적으로 패혈증은 다양한 기전으로 발생하는데, 기관지를 통해 바이러스가 침투하여 일어나는 경우가 많다. 패혈증은 갑자기 나타나는 것이 아니라 처음에는 감기 증상을 보이다가 폐렴이나 패혈증으로 급속도로 악화되고 혈액의 독성화가 일어난다. 단순히 감기 증상인 줄 알고 가볍게 대처했다가 폐렴으로 악화되고 병원에 입원하지만 패혈증으로 목숨을 잃는 경우가 종종 발생하기도 한다.

패혈증은 특별한 진단법이 있는 것은 아니지만 환자의 체온과 맥박수, 호흡수, 혈압, 혈중 백혈구 수치 등을 종합하여 판단한다. 체온이 38도 이상 올라가거나 36도 이하로 떨어지는 경우, 호흡수가 분당 24회 이상으로 증가하거나 분당 맥박수가 90회 이상을 나타내는 경우, 백혈구 수치가 확연하게 증

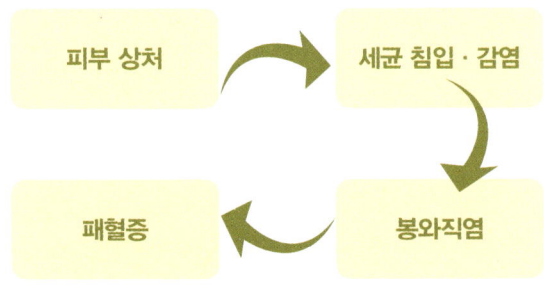

가하거나 감소하는 경우, 이를 전신성 염증 증후군이라고 하는데, 이런 증상의 원인이 미생물의 감염일 때 패혈증이라고 한다. 따라서 앞서 열거한 증상이 하나 이상 나타날 경우 패혈증의 원인이 될 만한 감염증이 있는지를 확인해야 한다. 패혈증은 봉와직염, 늑막염, 폐렴 등에 의해 정체불명의 미생물에 감염되어 전신에 심각한 염증 반응이 나타나는 상태를 말한다.

그렇다면 봉와직염으로 인한 불상사를 막기 위해서는 어떻게 해야 할까?

봉와직염은 우리 몸의 피부에 주로 살고 있는 포도상구균과 같은 세균이 피부조직에 침투하여 염증을 일으키는 질환이다. 이들 균은 정상적이고 건강한 상태의 피부를 뚫고 침투할 수는 없지만 육안으로는 확인할 수 없을지라도 피부에 작은 상처가 있다면 이를 통해 진피 및 피부 조직으로 침투하여 감염을 시키고 염증을 일으킨다. 봉와직염에 걸리지 않기 위해서는 격렬한 운동이나 장기간 보행 후에는 발을 깨끗이 씻고 피부를 깨끗이 해야 한다. 무엇보다 다리와 발에 상처가 나지 않도록 주의해야 한다.

흙을 만지거나 거친 야외활동을 할 때에는 반드시 보호용

장갑을 착용하고 트래킹, 캠핑 등 야외에서 여가활동을 할 때는 피부를 상처로부터 보호해줄 긴팔옷과 긴바지를 입는 것이 좋다. '설마 내가 걸리겠어?' 하는 안일한 태도는 버려야 한다. 그리고 발가락에 무좀이 있거나 쉽게 물집이 생기고 터지는 연약한 피부를 가졌다면 이를 통해서도 세균이 잘 침투할 수 있으므로 항상 주의해야 한다.

일반적으로 봉와직염은 항균제 치료만으로 호전되나 일부에서는 피부괴사, 패혈증, 고름이 터져서 관절로 스며드는 화농성 관절염 등 치명적인 합병증이 생길 수도 있다. 단순한 상처인데도 쉽게 낫지 않고 발열, 부종, 통증이 심하다면 병원을 찾아 적절한 치료를 받아야 한다.

아이에게 적당히 흙장난을 시켜라

피부의 표피는 피부 상재균들이 살고 있는 삶의 터전이다. 장내에는 우리 몸에 해로운 유해균과 이로운 유익균이 균형을 잡고 살고 있으며, 구강, 요도, 질에도 다양한 세균들이 살고 있다. 인간의 몸은 세균의 숙주이기도 하다.

세균 VS 바이러스

세균과 바이러스는 언뜻 혼동하기 쉬운 개념으로 잘 구별하지 못하는 경우가 있다. 하지만 세균과 바이러스는 엄연히 다르다. 둘은 서로 크기나 구조, 증식 방법에 차이가 있다. 일반적으로 세균은 몇 마이크로미터(1미터의 100만분의 1) 정도의 크기지만 바이러스는 이보다 훨씬 작은 수백 나노미터(1미터의 10억분의 1) 정도이다. 바이러스와 세균은 모두 우리 몸에서 병을 일으키지만, 세균 중에서 유산균이나 효모균 같은 것들은 우리 몸에 좋은 역할을 하기도 한다.

바이러스는 지금까지 알려진 것 중에 가장 작은 생명체이다. 바이러스는 일반 현미경으로도 그 실체를 확인할 수 없는데, 전자현미경이 만들어진 후에 비로소 그 실체를 확인할 수 있었다. 바이러스는 막대나 공 모양으로 단순하지만, 생존에 필요한 기본 물질인 핵산(DNA 또는 RNA)과 그것을 둘러싼 단백질로 이루어져 있다. 그러나 바이러스는 생명체와 달리 생리 대사 작용을 하지 않는다. 다른 생명체들은 스스로 먹이를 섭취하고 소화를 시켜 에너지원을 만들며 자신과 같은 모습의 후손을 남긴다. 하지만 바이러스는 먹이를 먹거나 생리 대사 작용을 거치지 않고도 자신과 똑같은 바이러스를 복제해낼 수 있다.

즉 세균은 외부에서 먹이를 취해 소화·흡수하며 흙이나 물, 공기, 사람의 몸속 등에서 자체적으로 분열을 하지만 바이러스는 동물과 식물 등 다른 생명체에 들어가야만 생존해갈 수 있다. 바이러스는 동식물에 침입하여 세포를 파괴하여 병을 일으키는데, 이것을 감염이라고 한다.

그렇다면 인간의 몸에는 왜 이렇게 세균이 많은 것일까? 사실 지구상에 세균이 살고 있지 않는 곳이란 찾기 쉽지 않다. 수천 미터의 땅 속에서도, 남극의 얼음에서도 발견되는 것이 세균이다. 우리 몸도 예외일 리가 없다. 세균이라면 무조건 없애고 피해야 하는 것이라고 생각하기 쉽지만 아이러니하게도 우리 몸은 세균을 '필요로' 하고 있다. 일종의 공생 관계인 셈이다.

피부 상재균은 아이러니하게도 다른 세균이 우리 몸에 침입하는 것을 막아준다. 피부를 비롯하여 구강, 요도, 질 등은 항상 외부와 접해 있기 때문에 병원균이 언제든지 침입할 수 있다. 그러나 피부 상재균은 피부의 피지 성분(유리지방산, 글리세리드 등)을 에너지원으로 쓰고 올레산이나 팔미트산 같은 지방산을 분비물로 만들어낸다. 이렇게 분비된 지방산을 다른 종류의 피부 상재균이 또 다시 에너지원으로 이용하고 여기서 만들어진 프로피온산을 다른 상재균이 에너지원으로 쓰는 방식이다. 즉 피부는 세균들의 거대한 생태계라 해도 과언이 아니다.

피부는 피지에 들어 있는 여러 가지 지방산을 함유하고 있어서 약한 산성을 띠게 된다. 대략 pH 5.0에서 pH 5.5 사이

피부 생태계의 세균 방어 시스템

피지샘 → 피지(유리지방산, 글리세리드) + 피부 상재균

▼

피부는 pH 5.0~pH 5.8의 약산성 상태

▼

황색포도상구균과 녹농균 같은 피부 통과균 방어

인데, 이런 상태에서는 피부 상재균이 서식하고 증식하는 데 안성맞춤이다. 이렇게 되면 pH가 7 내외인 중성 상태에서 번식하는 황색포도상구균이나 녹농균 같은 피부 비상재균은 살아남지 못하고 사멸한다. 즉 피부 상재균 이외의 침입 세균들은 피부의 약산성 때문에 표피층에서 살아남지도, 뚫고 몸속으로 침투하지도 못하게 된다.

인간의 입장에서는 피부 상재균은 피부라는 생태계를 유지하면서 몸에 해로운 병원균의 침입을 막아주는 방어막 역할을 하는 것이다. 이이제이(以夷制夷)라는 사자성어처럼 오랑캐로서 오랑캐를 막는 효율적인 시스템이다. 만약 피부에 피부 상재균이 없다면, 그래서 언제든지 외부의 병원균이 피부

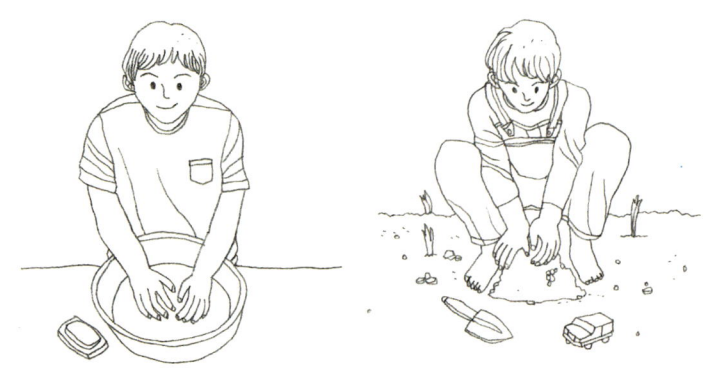

손을 자주 씻는 것은 과연 바람직할까?

를 통해 우리 몸에 침입할 수 있다면 어떻게 될까?

우리 몸의 모든 피부 조직은 외부에서 침투하는 세균에 맞서 밤낮없이 전쟁을 벌여야 한다. 세균과 싸워 죽은 세포나 손상된 조직을 복구하기 위해 막대한 에너지가 소모되고 항상 면역 시스템이 긴장하고 있어야 한다. 우리 몸은 그만큼 비효율적이고 불안정한 상태가 되는 것이다.

결국 피부 상재균은 피부의 일부, 우리 몸의 일부라고 받아들여야 한다. 그렇기 때문에 손을 너무 자주 씻거나 소독을 하게 되면 피부 상재균마저 죽이는 꼴이 된다. 피지의 분비물을 자양분 삼아 생존하는 피부 상재균 입장에서는 피지가 없다면 어떻게 되겠는가?

게다가 피지 성분은 '공기를 싫어하는' 혐기성 세균(산소와 접촉하면 증식을 멈추므로 무산소성세균이라고도 함)인 피부 상재균을 감싸 공기와 직접 접촉하는 것을 막아준다. 지나친 세정, 소독은 피부의 지방과 피부 상재균을 제거함으로써 다른 세균들이 마음놓고 침입할 수 있는 상황을 만든다.

손을 지나치게 자주 씻는 것은 조금 과격하게 표현하자면 피부의 건강한 생태계를 파괴하는 행위가 될 수 있다. 손에 지나친 이물질이 묻었다면 씻는 것이야 당연하지만 너무 빈번하게 비누나 소독약, 세정제를 사용하는 것은 분명 문제가 있다. 비누와 소독약물의 계면활성제가 피지와 피부 상재균마저 제거해버리기 때문이다. 또 피지가 줄어들면 피부는 건조해지고 거칠어지는데 당연히 피부 상재균이 아닌 다른 세균들의 침입이 쉬워진다. 피지의 분비량이 너무 많은 것도 피부에 바람직하지 않지만 지나치게 없는 것도 피부 건강에는 긍정적이지 않다.

특히 아이들의 경우 흙이나 모래로 장난을 하는 경우가 많은데, 이 놀이를 통해 아이들은 수백여 가지가 넘는 세균에 대한 면역력을 키울 수 있다. 한 줌의 흙 속에는 수백 가지의 세균이 있는데, 흙장난을 통해 그 세균들을 접함으로써 예방

주사를 맞은 효과가 생긴다.

   피부 상재균과 피지가 부족한 피부는 자극에 너무 민감하고 연약한 피부가 되어 다른 세균의 공격 대상이 된다는 점을 명심하자. 피부에서 이상반응을 일으키는 염증의 원인을 무작정 차단하기 위해 소독과 청결에만 집중하면 피부는 더욱 민감해지고 면역력마저 떨어진다.

피부의 성질은 사람마다 다르다 : 건성과 지성

건강한 피부란 어떤 상태일까? 적당한 피지와 수분을 함유하고 있을 때 피부는 건강한 상태라고 말할 수 있다. 피지는 우리 몸에서 생산된 천연 크림과 같아서 피부 위에 막을 만들어 피부를 보호하는 기능을 한다. 그러나 어떤 이유에서든 피부가 가렵고 건조해지면서 손으로 긁게 되거나 노폐물과 피지가 땀과 함께 제대로 배출되지 않으면 피부에 염증이 생긴다. 피부를 확대해 보면 표피는 각질과 피지막으로 둘러싸여 있는데, 표면에 피지와 수분이 부족하면 거칠어지면서 각질이 일어나고 긁게 되면 상처가 생기면서 2차 감염이 생길 수 있다.

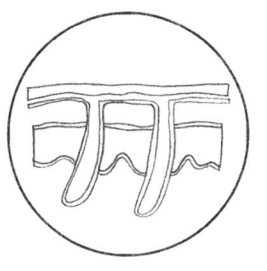 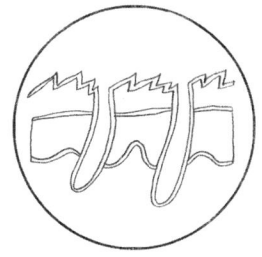

피지가 충분하여 표면이 매끄럽다   피지가 부족하여 표면이 거칠다

인간의 피부는 육안으로는 매끄럽고 깨끗해 보이지만 현미경으로 확대해서 보면 요철처럼 울퉁불퉁하고 거칠어서 외부의 자극에 쉽게 상처가 날 수 있는 상태다. 예를 들어 새로 산 옷의 재봉선이 돌출되어 피부 표면을 자극하면 각질이 일어나면서 파괴되고 가려움증을 유발한다. 이때 가렵다고 긁으면 상처가 생기면서 습진과 같은 피부질환이 될 수 있다.

결국 건조한 피부는 피부 건강의 적이다. 건성인 피부는 피부 건조, 가려움이 일어나기 쉽다. 건성인 피부는 주름이 잘 생기고 피부 노화 역시 빨리 나타난다. 무엇보다 건성 피부는 건선, 아토피 피부염, 건성 습진이 될 가능성이 높다.

건선은 피부에 작은 좁쌀 같은 발진이 생기면서 하얀 비듬 같은 각질이 쌓여 나타나는 만성 피부질환으로 다른 발진

들과 서로 합쳐지면서 주위로 퍼져 나간다. 아토피 피부염이나 습진과 달리 가려움증은 덜한 편이다. 일반적으로 건선은 무릎과 팔꿈치에 가장 많이 생기며 점점 다른 부위로 퍼져간다.

건성과 달리 지성 피부는 표피에 지방 성분이 충분하여 윤기가 흐른다. 이런 상태에서는 피부 건조나 가려움이 잘 생기지 않는다. 하지만 지성 피부라고 해서 무조건 좋기만 할까? 지성 피부는 여드름, 지루성 피부염, 각종 습진에 걸리기 쉽다.

피부의 수분 함량 및 피지 분비량 등에 따라 피부는 크게 3가지 유형으로 나뉜다.

- **중성 피부**

가장 건강한 상태로 피부 결이 곱고 피지 분비가 적당하며 각질층의 수분함량은 10~20%로 촉촉한 편이다. 피부에 윤기나 나며 외부의 자극을 잘 받지 않는다. 이런 피부를 가진 사람은 전반적으로 건강한 편이다. 즉 피부가 건강하면 우리 몸속도 건강하다는 것을 알 수 있다.

• 건성 피부

피부 결이 곱긴 하지만 피지 분비가 적어 쉽게 거칠어질 수 있다. 각질층의 수분함량은 10%가 되지 않는다. 피부가 건조하고 외부의 자극에 쉽게 각질이 일어나고 상처가 생기기 쉽다. 건성 피부는 또한 주름이 잘 생기고 세안 후에 당기는 느낌을 받곤 한다. 특히 날씨가 차고 건조한 겨울에는 손이나 발(특히 발뒤꿈치) 등이 갈라지기 쉽고, 잘 낫지 않으며 통증을 느끼기도 한다. 갱년기, 비타민 A와 D 결핍, 수면부족, 정신적 피로 등이 원인일 수 있다.

• 지성 피부

각질층의 수분 함량은 20% 가량이지만 피지 분비가 많아 살갖이 지나치게 기름져 보이고 오염물질이 들러붙기 쉽다. 외부 자극에는 강한 편이지만 여드름이나 지루성 피부염과 같은 피부 트러블이 생기기 쉽다. 지성 피부인 사람은 위장이나 간의 기능에 이상이 있거나 만성변비에 걸릴 가능성이 높다. 대부분 기름기 있는 음식이나 맵고 자극적인 음식을 좋아하는 편이며 비타민 A, B_2, B_6 등이 부족한 편이다.

피부의 성질은 피지와 수분 함량에 따라 건성, 중성, 지성 피부로 나뉘기도 하지만 사실 사람마다 진피의 두께나 피부 색깔도 모두 다르다. 피부 색깔이 검을수록 건강한 편인데, 피부색은 멜라닌 세포에서 분비하는 멜라닌 색소량에 따라 결정된다. 흑인이라고 해서 멜라닌 세포 수가 많은 것은 아니며 분비되는 멜라닌 색소가 많을 뿐이다. 어떤 사람은 여름에 햇빛을 쬐면 금세 검어지는가 하면 또 어떤 사람은 발갛게 익기만 하고 며칠 후 다시 하얘지기도 한다. 이는 멜라닌 세포에서 분비하는 멜라닌 색소량이 다르기 때문이다.

　피부의 성질은 인종, 성별과 연령, 타고난 체질 등에 따라 사람마다 다르다. 건강한 피부는 각질층에 적절한 수분을 보유하고 있고 피지 분비가 지나치지 않은 상태다. 아무리 건강한 피부를 타고 났다 해도 몸에 이롭지 않은 성분이 많이 들어간 인스턴트식품을 자주 섭취하고 술과 담배를 가까이 하며, 스트레스를 많이 받는다면 피부는 서서히 건강한 상태를 잃고 만다.

　모든 피부질환이 그렇듯이 물을 많이 마시고 땀을 자주 흘려주며, 깨끗한 공기를 호흡하며, 반신욕, 따뜻한 물로 샤워하기를 주기적으로 한다면 체내의 자연적 '보습 시스템'이 작동할 것이다. 피부에 좋다는 영양크림이나 시술, 마사지를 받는 것보다는 평소에 피부 건강에 도움이 되는 생활습관을 유지하는 것이 무엇보다 중요하다. 건강한 피부를 만드는 생활습관에 대해서는 3장을 참고하기 바란다.

마지막으로 피부의 성질과 상태가 다르기 때문에 사람마다 발생하는 피부질환이 다르고 전개 양상도 차이를 보인다는 점을 기억해야 한다.

땀이 잘 나면 피부에 좋다

땀의 기본적 기능은 체온을 조절하는 일이다. 체온이 상승하면 체온 조절 중추인 시상하부가 교감신경을 자극하여 땀 분비가 일어나기 시작한다. 피부로 배출된 땀은 증발하면서 피부 표면을 냉각시켜 체온을 떨어뜨린다. 땀의 구성성분은 99%가 물이며 극소량의 나트륨과 염소, 젖산, 요소, 칼륨, 질소 함유물 등이 들어 있다. 납과 같은 중금속이 포함되어 있는 경우도 있다. 땀의 가장 중요한 기능이 체온조절이지만 이에 못지않게 중요한 기능은 노폐물 배출이다.

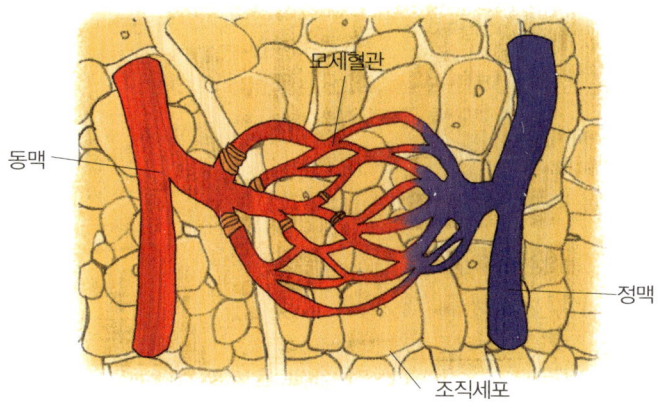

혈액순환과 모세혈관

피부질환 환자들을 진료하다 보면 희한하게도 그들은 땀을 잘 흘리지 않는다는 사실을 알 수 있다. 좀 더 정확하게 이야기하자면 땀을 흘리는 활동을 게을리 한다. 겨울에는 바깥 기온이 낮으니 외부활동을 안 하게 되고 여름에는 덥다고 에어컨을 강하게 틀어놓고 땀을 흘리지 않는다. 평소 꾸준히 운동을 하지 않으면 피부 건강도 악화될 수 있다.

우리 몸은 외부로부터 음식물을 섭취하여 소화·흡수하고 에너지를 얻는 과정에서 필연적으로 노폐물과 독소가 발생하는데, 그것을 배출하는 과정은 소변과 대변, 그리고 땀과 호흡활동이다. 현대인들이 앓고 있는 많은 질병들이 '너무 많이 먹어서' 생긴다는 점을 떠올린다면 우리는 좀 더 덜 먹고 어떻게 하면 몸에 쌓인 노폐물과 독소를 좀 더 효율적으로 빼낼지에 대해서 심각하게 고민해야 한다. 몸에 좋다는 영양제나 건강보조식품, 기타 조제약을 먹는다고 해서 해결될 문제가 아니다.

심장에서 내보내진 혈액은 대동맥을 통해 동맥으로, 동맥에서 모세혈관으로 점점 더 가는 혈관을 타고 이동하면서 조직에서 필요로 하는 산소와 영양분을 전해주고 나서 세포에서 발생하는 이산화탄소를 비롯한 각종 노폐물과 독소를 받아서 정맥을 통해 돌아온다. 노폐물은 콩팥의 혈관을 지나가면서 걸러지고, 이산화탄소는 폐에서 다시 산소와 교환되고 다시 심장으로 들어가 온몸을 순환하게 된다.

인간의 몸속에 있는 모세혈관을 포함하여 모든 혈관을 한 줄로 잇는다면 약 100,000킬로미터가 되는데, 이는 지구 둘레의 두 바퀴 반을 돌 정도의 길이다.

앞의 그림에서 보듯이 동맥의 말단인 세동맥은 모세혈관을 통해 다시 정맥으로 이어진다. 바로 이 모세혈관에서 혈액 속의 산소와 영양분은 세포에서 배출된 이산화탄소와 노폐물로 교환된다. 자, 그렇다면 이 혈액 속의 노폐물과 독소는 최대한 빨리 배출되어야 하지 않을까? 노폐물을 거르는 작용은 콩팥에서 이루어지고 소변으로 물과 함께 배출된다. 또 간에서 우리 몸에 해로운 독소는 해독된다.

그리고 피부의 땀구멍을 통해서 땀을 배출하는 과정에서 모세혈관에 포함된 노폐물도 수분과 함께 배출될 수 있다. 피부를 통해 최대한 노폐물과 독소를 배출해준다면 그만큼 우리 몸의 다른 기관인 신장과 간에 부담을 주지 않게 된다.

노폐물을 효과적으로 배출하기 위해서는 한 번에 30분 이상 주 3회 정도 적절한 운동을 통해 땀을 흘려야 한다. 등산, 운동과 함께 반신욕이나 사우나를 해주면 땀을 통한 노폐물 배출은 더욱 원활해진다.

그렇다면 땀은 신체의 어느 부위를 통해서 가장 활발하게 배출될까? 성인의 경우 약 200~400만 개의 땀샘이 있는데, 대략 6.5제곱센티미터당(500원 동전만한 크기) 77개의 땀샘 구멍이 분포해 있다.

땀이 운동이나 반신욕을 통해 배출되는 것은 지극히 정상적인 활동으로 건강에도 도움이 된다. 하지만 운동이나 반신욕 때문이 아니라 다른 이유로 특정 부위에서 땀이 과다하게 배출되는 경우가 있는데, 이를 국소적 다한증이라 한다(전신에 일어나는 전신적 다한증도 있다).

국소적 다한증은 신체 일부에서 땀 분비가 과도하게 일어나는 것으로, 손바닥, 발바닥, 겨드랑이, 서혜부(허벅지가 시작되는 우묵한 부위), 이마나 콧등 등에 주로 나타난다. 이런 부위에는 다른 부위에 비해 땀샘이 상대적으로 많이 몰려 있다.

육체적 활동이 아니라 정서적 자극에 의한 반응으로 땀이 나는 다한증은 신경전달의 과민반응에 의하여 생리적으로 필요한 수준 이상의 땀을 분비하는 자율신경계의 이상 현상이다. 예를 들어 평소 과도하게 긴장을 잘하는 사람은 교감신경 부조화로 인해 다한증이 나타날 수 있다. 다한증은 체온 조절을 위한 정상적인 작용이 아니라 자율신경계의 오작동에 의한 것이므로 피부 건강에 도움이 된다고 할 수 없다.

국소적 다한증 치료에는 교감신경 절제술이 보편화되어 있는데, 이는 시술한 부위 이외의 다른 곳에서 땀이 나는 보상성 다한증을 일으킬 수 있으므로 신중해야 한다.

여드름과 뾰루지는 왜 생길까?

얼굴에 나는 여드름은 왜 생기는 걸까? 여드름은 대개 피지 분비가 왕성해지기 시작하는 사춘기 이후에 나타나며 대개의 경우는 일정 기간이 지나면 사라진다. 하지만 성인이 된 이후에도 사라지지 않고 흉측한 자국을 남기며 그대로인 사람들이 있는데, 이런 사람들은 진단과 치료가 필요하다.

여드름은 피지샘이 모여 있는 얼굴, 목, 가슴 등에서 많이 발생한다. 손바닥과 발바닥에는 피지샘이 없고 얼굴과 두피에 상대적으로 많이 몰려 있다. 여드름은 털이 나는 모낭에 붙어 있는 피지샘에 염증이 생기면서 시작된다.

보통 여드름은 사춘기 청소년의 80퍼센트 이상에서 관찰되는데, 대개 여자보다는 남자에게서 뚜렷이 나타난다. 사춘기 이전의 아이들에게 여드름이 나타나지 않는 이유는 피지샘에서 피지가 분비되지 않기 때문이다. 그리고 노년기에도 피지 분비가 줄어들어 건조해지는 경향이 있다. 즉 일생 동안 피지 분비량은 계속 변화한다.

여드름의 원인은 한 가지로 정의할 수는 없으며 여러 원인이 복합적으로 작용한다. 특히 사춘기를 맞이한 남자 아이

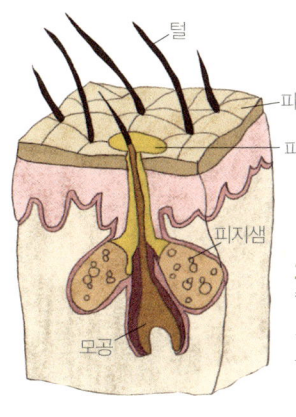

피지샘
*피지샘은 피지관을 통해 피지를 분비하는데, 피지샘은 모낭과 연결되어 있으므로 피지는 모공을 통해 배출된다.

의 경우 남성호르몬이 점점 더 많이 분비되면서 피지샘의 피지 분비가 왕성해지고 모낭의 상피가 비정상적인 각질화를 일으켜 모낭이 막히면서 여드름이 된다. 즉 피지샘을 통해서 피지가 제대로 분비되지 못하고 모공 속에 피지가 갇히면서 생기는 질환이다. 즉 피지 분비가 많아지거나 모공 자체가 막혀 일어나는 일종의 병목현상이라 할 수 있다.

주말에 고속도로 톨게이트를 빠져나가려는 차량이 갑자기 증가하면 톨게이트는 정체 현상을 빚게 되는 것처럼 여드름 역시 피지가 많이 몰리는 데 비해 모공에서 제대로 배출되지 않기 때문에 생기는 것이다.

여드름은 청소년기가 지나면 자연스럽게 수그러들지만 어른이 된 이후에도 계속되는 경우가 있다. 여드름은 피지가 모공을 통해 제대로 배출되지 않는 증상이므로 피지가 잘 배출되도록 도와주는 것이 치료의 핵심이다.

간혹 피부과 병원에서 여드름의 원인이라고 생각되는 남성호르몬(테스토스테론)을 억제하는 처방을 내리기도 하는데 이는 일시적인 효과만 보일 뿐 근본적인 해결책은 아니다. 마치 오염된 물을 깨끗이 하기 위해 갖은 방법으로 소독하고 정화시키기 위해 약품을 투하하는 것과 같다. 오염된 물을 깨끗이 하기 위해서는 오염된 물을 아예 빼버리고 깨끗한 물로 채우는 방법이 가장 이상적인 해법이다.

성인의 여드름은 스트레스나 과로, 흡연 및 음주, 기름기 많은 음식물의 과다섭취를 통해서도 심해질 수 있으므로 무엇보다 생활습관을 개선해야 한다. 또한 너무 강하고 잦은 세안은 피해야 한다. 피부는 산성인데 알칼리성의 비누로 지나치게 세수하면 오히려 피부에 자극이 되는 경우가 많으므로 피해야 한다. 함부로 손을 이용해 여드름을 짜는 것도 피하는 것이 좋다. 염증 부위에 강한 압박을 가하게 되면 염증은 더욱 악화되고 흉터를 남길 수 있기 때문이다.

여드름은 수면 장애나 부족을 통해서도 악화될 수 있다. 수면 중에 정상적인 피부 재생이 이루어져야 하는데 수면의 절대 시간이 부족하거나 잠을 설친다면 여드름을 비롯한 피부 트러블이 끊이지 않는다. 또한 여드름이 난 피부는 화장품이 피부에 닿아 있는 시간을 최소화해야 염증이 가라앉고 정상으로 돌아올 수 있다. 따라서 화장을 하는 것만큼 화장을 지우는 것도 중요하다. 모공에 화장품이 남아 있다면 원활한 피지 배출을 방해하기 때문이다.

여드름에 악영향을 미치는 음식물이 따로 있는가에 대해서는 논란의 여지가 있지만 인스턴트 식품처럼 질이 나쁜 경화지방(트랜스지방)이 많이 함유된 음식물은 결코 피부에 좋은 영향을 미치지 않는다. 질이 나쁜 지방은 혈액을 끈적끈적하고 탁하게 하여 피부 부위의 모세혈관에서 노폐물과 피지의 원활한 배출을 방해하기 때문이다. 따라서 육류나 인스턴트 위주의 식사는 피하고 채소와 과일 등을 골고루 섭취하는 것이 좋다.

피부질환에 비누와 샴푸는 어떤 영향을 미칠까?

시중에 판매되고 있는 일반적인 비누는 알칼리성을 띤다. 유지를 수산화나트륨과 반응시켜 만든 지방산 나트륨염의 상태를 비누라고 한다. 비누 분자는 기름에 친한 성질(친유성)과 물과 친한 성질(친수성)을 동시에 가지고 있기 때문에 피부나 옷감의 때를 쉽게 뺄 수 있다. 비누의 기원은 동물성 지방에 물을 넣고 식물을 태운 재를 섞은 다음 끓여 만든 데에서 시작되었다. 원래 비누는 지방과 야자유에 가성소다를 섞어 가열한 후 소금을 더해 굳힌 것이다.

그런데 비누는 반드시 써야만 하는 것일까? 피부질환에 비누는 어떤 영향을 미칠까? 우리가 비누를 쓰는 이유는 피부의 때를 좀 더 쉽고 깨끗하게 제거하기 위해서다. 그런데 피부는 산성을 띠고 비누는 일반적으로 알칼리성이다. 이상적인 피부의 산성도는 5.0~5.8pH 정도이다. 외부의 어떤 작용으로 인해 피부의 산성도가 일시적 으로 변할 수는 있지만 시간이 지나면 원래의 상태로 되돌아온다.

비누의 계면활성제로 피부의 때를 씻어낼 수 있지만 지나치게 많은 피지와 각질층, 피부 상재균까지 씻어낼 수 있다. 당연히 알칼리성인 비누 성분은 산성인 피부를 자극하게 된다. 비누를 사용하여 세수를 하고 나면 얼굴 피부가 당기거나 각질이 일어나는 경우가 있는데 이는 피부의 피지는 물론 각질층까지 '깨끗하게' 제거했기 때문이다. 계속 강조하는 바지만 피부에는 적절한 피지와 수분, 각질층이 있어야 한다.

요즘에는 피부가 민감한 사람에게 적합한 약산성 비누가 시중에 나와 있다. 일반 비누와는 성분이 다르고 세정력은 알칼리성 비누에 비해 떨어지지만 상대적으로 피부에 약한 자극을 가하므로 피부를 촉촉하게 하며 피부가 건조해지기 쉬운 아이들이나 아토피 환자에게는 적합할 수 있다.

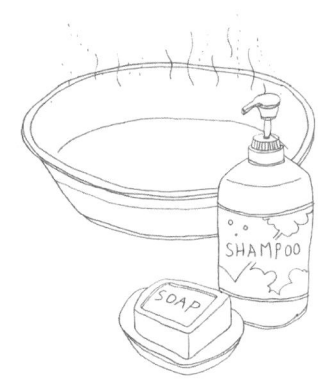

* 비누와 샴푸는 반드시 쓰지 않아도 된다

그러나 약산성 비누라고 해서 무조건 안전한 것은 아니다. 실제로 아이들의 피부는 굳이 비누를 쓰지 않더라도 따뜻한 물로 때를 제거하면서도 피지를 충분히 남겨둘 수 있어서 피부를 촉촉하게 하는 데 도움이 된다.

피지를 비롯하여 사람의 피부에서 분비되는 물질은 따뜻한 물만으로도 충분히 제거된다. 석유 화합물이나 공업용 오일이 묻지 않았다면 비누는 굳이 쓸 필요가 없다. 샴푸도 마찬가지다. 우리가 알 수 없는 각종 화합물로 만들어진 샴푸는 두피에 어떤 작용을 할까?

두피에는 얼굴과 마찬가지로 피지샘이 몰려 있는데, 여기서 과다하게 분비되는 피지는 지루성 피부염과 같은 각종 염증을 유발할 수 있다. 물론 적당한 수준에서 과다한 피지 분비물을 제거하는 것은 두피 건강을 위해 좋지만 샴푸가 비듬과 함께 피지, 피부상재균을 말끔히 청소해버린다. 그러면 피부상재균의 자리를 다른 세균들이 차지하게 된다. 게다가 피지가 과다하게 제거되면 두피의 피지샘은 더욱 많은 피지를 분비하게 되고 두피에 오히려 기름기가 많아지며 다른 질환을 유발할 수 있다. 또 손상된 각질을 원상복구하기 위해 더 많은 비듬이 생길 수도 있다.

피부와 마찬가지로 두피에서 분비되는 대부분의 물질은 따뜻한 물로 제거할 수 있다. 물론 오염물질에 오랫동안 노출되었거나 숯불 갈비 같은 음식물을 섭취한 이후에는 적당한 샴푸를 써야 머리카락에 묻은 오염물질을 제거할 수 있다.

일반적으로 좋은 비누란 무향료, 무착색, 불필요한 성분이 첨가되지 않은 순수한 비누다.

피부에 생기는 딱지는 좋은가, 나쁜가?

아토피 환자들은 피부질환의 상태가 악화되는 것인지 낫고 있는지 헷갈려 할 때가 있다. 진물이 났다가 딱지가 생기면 이것은 상태가 더 악화된 것이 아니라 낫고 있다는 증거다. 대개의 피부질환에서 딱지가 생기면 낫고 있다고 봐야 한다.

물론 날카로운 것에 베이거나 피부 조직이 파괴된 상처의 경우에는 딱지가 생기지 않도록 치료하는 방법도 있다. 이것을 습윤(濕潤)치료라고 한다. 예전에는 찰과상이나 화상으로 인해 피부 조직이 오염되고 파괴되면 상처를 소독하고 거즈로 덮어 건조시키는 치료법을 고수했다. 하지만 최근에는 소독하지 않고 건조시키지만 않아도 상처가 빠르게 낫는다는 사실이 밝혀지면서 습윤치료가 보편화되고 있다.

피부에 얇은 상처가 나면 모공이나 땀구멍에서 피부세포가 재생되며, 깊은 상처가 나더라도 진피층에서 새로운 피부세포가 상처 부위로 이동해 상처를 아물게 한다. 피부세포와 진피는 건조에 취약하다. 그런데 만약 피부가 건조해지면 피부세포는 죽고 만다. 따라서 상처를 건조시키면 피부세포와 진피조직이 새롭게 형성되지 않아 상처가 아물고 새 살이 돋는 데 오랜 시간이 걸리게 된다.

사실 상처 위에 생긴 딱지는 수분이 다 빠져나간 죽은 조직이다. 상처를 건조시키지만 않아도 진피와 피부세포는 활발하게 피부 재생을 하고 상처를 빨리 아물게 한다.

그렇다면 아토피나 습진 같은 피부질환의 경우에는 딱지가 생기는 것이 좋을까, 그렇지 않을까? 피부질환은 일반적으로 다음과 같은 단계를 거쳐 심화된다.

1. 가렵다(건조감).
2. 긁고 싶은 충동을 느끼고 긁게 된다.
3. 붉은색 발진(직경 1센티미터 내외의 홍반) 같은 염증 반응이 일어난다.
4. 부종(붓기)이 일어나고 발진의 크기가 커지고 염증 범위가 확대된다.
5. 진물이 나고 각질이 심하게 일어난다.
6. 색소 침착이 일어나고 코끼리 피부처럼 두꺼워진다.
7. 5와 6의 악순환이 반복된다.

앞에서도 밝혔지만 피부질환은 긁지만 않아도 악화되지

않으며 증상이 호전될 수 있다. 하지만 한 번 긁기 시작하면 계속 긁게 되고 2차 감염으로 인해 염증은 심해지고 확대된다. 피부질환의 경우 딱지가 생기는 것은 자연적인 치유반응이므로 딱지를 억지로 떼어내서는 안 된다. 딱지를 억지로 떼어내면 상처는 다시 덧난다. 피부질환의 경우 진물이 계속 나고 딱지가 생기지 않으면 상태는 호전되지 않는다.

피부질환이 호전될 때는 일반적으로 피부가 부드럽고 얇아지며 밝은 색을 띠게 된다는 점도 기억하자.

3장
피부가 깨끗하고 건강해지는 생활습관

피부 건강을 위해 배변활동에 신경 써라
호흡과 땀으로 노폐물을 배출하는 법
피부에 좋은 일광욕을 즐겨라
피부 건강을 해치는 음식 VS 도와주는 음식
비누와 샴푸도 꼼꼼히 따져보고 써라
집안 내부의 곰팡이와 진드기를 제거하라
새집 증후군과 환경 호르몬에 어떻게 대처할까?

피부 건강을 위해 배변활동에 신경 써라

인간이라는 생명체를 유지하기 위해서는 영양소와 수분을 섭취하고, 호흡을 통해 산소를 받아들이고 이산화탄소를 내뿜어야 한다. 그리고 땀과 대변, 소변, 호흡, 구토 등을 통해 노폐물과 독소를 배출해야 한다. 노폐물의 배출을 맡고 있는 신체 기관은 다음과 같다.

- 폐
- 간
- 신장
- 대장
- 피부

피부는 땀구멍을 통해 땀을 배출하고 모공을 통해 피지를 내보낸다. 피부 자체로 숨을 쉬는 호흡기능을 하지만 피부 건강을 위해 무엇보다 중요한 것은 피부가 독소와 노폐물을 효과적으로 배출해야 한다는 것이다.

따라서 피부에 문제가 있다면 그것은 비단 피부만의 문제가 아니다. 독소와 노폐물을 몸 밖으로 내보내는 우리 몸의 모든 '배출 시스템'에 이상이 생기기 때문이다. 예를 들어 변비 환자의 경우 여드름이나 피부 트러블 때문에 만성적으로 시달리는 경우가 많다.

일반적으로 변비 환자들은 평소 식이섬유와 수분 섭취가 부족하고 열악한 장내 환경 때문에 쾌변을 보기가 쉽지 않다. 건강한 장에서는 윤활유 역할을 하는 장액이 끊임없이 분비되어 장내 세균의 사체, 식이섬유와 같은 대변의 원료들이 정체되지 않고 곧바로 배설된다. 장이 건강한 사람들은 음식물을 섭취한 뒤 24시간 이내에 소화와 흡수 과정을 마치고 몸 밖으로 내보낸다.

그런데 변비에 시달리는 사람들은 이 과정이 원활하지 않다. 영양과 수분 흡수를 마친 음식물의 찌꺼기가 오랫동안 장에 남아 있으면 노폐물과 독소가 장 점막을 통해 재흡수된다.

> ### 원활한 배변 활동을 위한 5가지 지침
>
> 1. 식이섬유가 풍부한 채소 중심 식단을 꾸리고 동물성 단백질 섭취를 줄인다.
> 2. 물을 자주 섭취한다.
> 3. 걷기를 포함하여 적당한 운동을 매일 30분 정도 한다.
> 4. 7시간 이상 숙면을 취한다.
> 5. 스트레스를 줄이고 긍정적인 마음가짐을 갖는다.

이렇게 재흡수된 노폐물과 독소는 혈관을 타고 온몸을 돌고 돌아 결국 피부 조직의 모세혈관까지 다다르게 되고 결국 피부에서 여드름, 종기, 피부 건조와 같은 각종 피부 트러블을 유발한다. 뿐만 아니라 두통이나 부종을 동반하기도 한다.

피부에 트러블이 생겼다고 해서 피부에만 문제가 있다고 생각하는 근시안적 사고를 버려야 한다. 피부 건강을 위해서는 무엇보다 노폐물과 독소를 가장 효과적으로 몸 밖으로 배출하는 배변활동이 전제되어야 한다.

채소를 섭취할 때는 이파리가 풍성한 채소가 좋으며, 과일은 색깔 별로 다양하게 먹어야 한다. 식이섬유는 일반적으로 과일과 채소에 많이 들어 있으며, 곡물과 해조류(해파리, 미역, 다시마), 버섯류에도 풍부하게 들어 있다. 식이섬유가 많은 음식은 무엇보다 장운동을 촉진하기도 하고, 황사 먼지 속의 중금속과 결합, 유해물질의 배출을 촉진하기 때문에 매우 중요하다.

오랫동안 변비에 시달리는 사람들은 장 속 노폐물을 인위적으로 빼내는 관장이나 장내 세정 요법을 쓰기도 한다. 장내 찌꺼기를 빼낸다는 효과가 있긴 하지만 다이어트나 미용을 위해 습관적으로 하는 것은 바람직하지 않다. 이런 인위적인 방법은 몸에 안 좋은 독소와 유해균은 물론 몸에 이로운 유익균까지 한꺼번에 제거함으로써 장내 환경의 균형을 깨뜨릴 수 있기 때문이다.

게다가 이런 방법에 자주 의존하다 보면 스스로 변을 내보내는 능력을 잃어버릴 수 있다. 또 빨리 효과를 보려는 욕심 때문에 체력에 무리를 줄 수 있다. 기초 체력이 약한 환자들의 경우에는 득보다 실이 더 클 수 있다.

그렇다면 소변의 경우는 어떨까? 소변은 체내에서 발생한 여러 노폐물이 포함된 수용액으로 방광에 저장되어 있다

식이섬유가 풍부한 식재료(단위: %/g)

한천	81.29
해파리	74.18
미역	37.95
말린 표고	43.41
강낭콩	19.76
참깨	11.58
호밀빵	5.21
말린 새우	3.89
현미	2.92
식빵	2.55
시금치	2.50
고구마	2.32
사과	1.63
바나나	1.48
감자	1.35
배추	1.09
백미	0.72

가 몸 밖으로 배출된다. 소변의 90%는 수분이며 요소와 미량의 요산, 아미노산, 무기염류 등이 들어 있다. 우리 몸은 간에서 암모니아를 독성이 거의 없는 요소로 바꾼 다음 신장을 통해 소변으로 배출한다(요소는 물에 잘 녹는 성질이다).

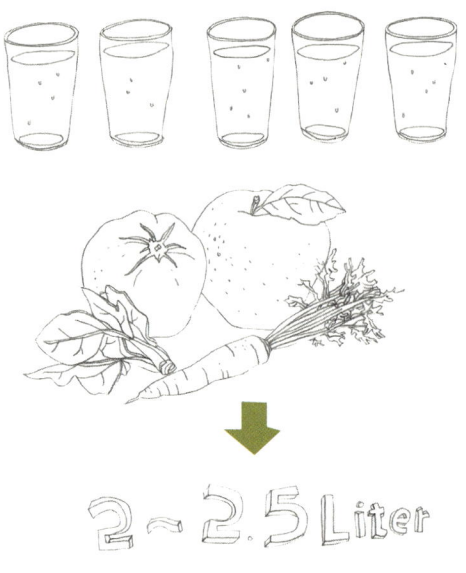

매일 2리터의 수분을 보충하자!

성인의 경우 하루의 소변량은 1~1.5리터이다. 성인 남성이 하루에 배출하는 요소의 총량은 약 30그램 정도인데, 그 양은 섭취한 음식물의 종류, 건강상태, 생활환경에 따라 많은 차이가 있다. 일반적으로 단백질 섭취량이 많은 사람은 요소의 배출량이 많아진다. 또 소변은 노폐물 배출과 함께 체내 수분함량 조절 기능도 있는데, 만약 수분 섭취가 적어지면 체내 수분함량 조절을 위해 소변 배출량이 줄어든다. 그러면 노폐물 배출이 원활해질 수 없고, 당연히 체내 다른 기관에 악영향을 끼칠 수 있다.

　소변 이외에도 피부 및 폐의 호흡을 통해 0.9리터, 대변으로 0.1리터의 수분이 빠져나가므로 매일 2~2.5리터의 수분을 보충해야 한다. 음식물에 함유된 수분은 약 1리터, 체내에서 영양소가 연소되는 과정에서 발생하는 수분은 0.2리터 정도 되므로 물의 형태로 0.8~1.3리터를 섭취해야 한다. 하루에 물을 5컵 정도는 틈틈이 마시는 것이 몸속 노폐물의 원활한 배출은 물론 체내 수분 유지를 위해 반드시 필요하다.

호흡과 땀으로 노폐물을 배출하는 법

호흡을 통해서도 노폐물이 배출된다는 사실을 알고 있는가? 사실 호흡과정에서 내뿜는 이산화탄소도 체내 대사 과정에 생긴 노폐물로 볼 수 있다. 그러나 이산화탄소 자체에 독성이 있는 것은 아니다. 폐를 통해 들어온 산소는 세포로 보내진 영양소와 결합하여 에너지를 만들어내고 이산화탄소와 물, 암모니아가 발생한다. 암모니아는 소변을 통해 요소의 형태로 배출되고 이산화탄소는 호흡을 통해 배출된다.

폐의 호흡을 통해 이산화탄소는 배출하고 산소를 얻는 과정이 끊임없이 반복되어야 우리는 에너지를 얻고 모든 활동의 근간을 만들 수 있다. 만약 이 호흡활동이 원활하지 않으면 우리 몸은 효율적이고 건강한 순환활동을 할 수 없다.

이처럼 대변, 소변을 통해 몸속 노폐물과 독소를 배출하고, 호흡을 통해 이산화탄소를 배출하고 산소를 받아들여야 우리 몸은 무리 없이 정상적인 기능을 할 수 있다. 자동차가 엔진의 연소과정에서 발생하는 각종 오염물질을 제대로 내보내지 못하면 자동차는 머지않아 고장이 나고 말 것이다.

이런 과정들 못지않게 중요한 노폐물 배출 활동은 바로 땀이다. 땀은 피부로 흘리는 소변과 같다. 땀의 99%는 물이고, 소금, 칼륨, 질소함유물, 젖산 등이 포함되어 있는데 이것은 체내 대사과정 중에 생긴 노폐물이다. 피부는 몸속 물질이 몸 밖으로 나가는 통로이므로 땀을 통한 노폐물 배출 기능을 극대화할 필요가 있다. 땀을 잘 흘린다는 것은 피부가 건강하다는 증거가 될 수 있다.

아토피 피부염 환자의 경우 하루 3~4시간 강도로 일주일 이상 목욕과 찜질, 사우나 같은 활동을 해야만 겨우 땀이 나는 경우가 있다. 이것은 '땀구멍이 막혔다'라고 밖에 설명할 수 없을 정도로 땀 배출 기능이 현저하게 떨어진 경우다.

호흡활동을 최대로 끌어올려 이산화탄소를 배출하고 땀을 적절히 흘려 몸속 노폐물을 빼내기 위해서 우리가 해야 할 일은 무엇일까? 등산을 비롯한 운동, 삼림욕, 명상과 요가, 반신욕과 사우나 등이 있다.

• 마음수련, 명상과 요가

마음수련, 명상과 요가 등과 같은 정적인 활동을 통해서도 스트레스를 관리하고 독소를 배출할 수 있다. 이런 심호흡을 통해서 몸속 노폐물이나 독소 성분이 함께 빠져나올 수 있다. 술을 마신 사람들이 숨을 깊이 내쉴 때 알코올 냄새가 나는 것은 호흡을 통해 알코올 분해물질이 배출되기 때문이다. 따라서 마음수련이나 명상, 요가 등을 통해 스트레스를 관리하고 몸속 독소 배출 능력을 높여야 한다.

• 삼림욕과 등산

인체에 가장 이로운 공기가 있는 곳은 숲속이다. 피부 건강을 위해서는 최대한 자연과 밀접한 생활을 하는 것이 좋다. 나무에서는 피톤치드가 발생하는데, 이것은 나무가 해충이나

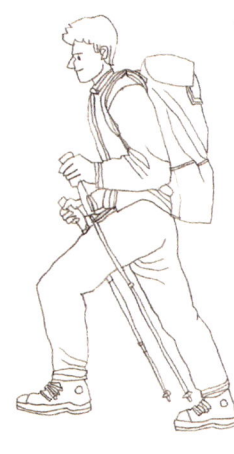
곰팡이 같은 외부 이물질에 저항하려고 내뿜는 물질이다. 숲속을 걷다 보면 자연스럽게 피톤치드가 폐와 피부를 통해 우리 몸에 접하게 된다. 삼림욕은 긴장 완화와 스트레스 해소, 심폐기능 강화, 피부 소독 등의 작용을 한다. 소나무나 편백나무와 같은 침엽수에서 피톤치드의 생성이 활발하다.

● 반신욕과 사우나

반신욕은 인체의 피부 조직과 혈관 조직을 부드럽게 이완시킨다. 본격적인 운동을 하기 전에 가벼운 체조로 준비운동을 하는 것처럼 반신욕도 사우나를 통해 집중적으로 땀을 흘리기 전에 하는 준비운동과 같다.

아토피나 건선을 앓고 있는 환자의 경우에는 피부가 뻣뻣하고 건조한 경우가 많은데, 반드시 반신욕이나 따뜻한 물로 샤워를 해서 피부를 부드럽게 이완시킨 후 사우나를 해야 효과를 극대화할 수 있다. 만약 이런 과정 없이 바로 찜질이나 사우나를 하게 되면 땀도 잘 나지 않고 화상 등의 부작용이 나타날 수 있다. 반신욕에는 40도씨 내외의 뜨겁지 않은 물이 적당하다.

사우나에는 건식과 습식, 두 종류가 있는데, 각질이 심한 경우에는 습식 사우나가 좋고 온도는 50~60도씨가 적당하다. 습식 사우나가 힘든 경우에는 건식 사우나도 괜찮다.

반신욕과 사우나를 한 이후에는 자신이 견딜 수 있는 한 차가운 물로 샤워를 5분 정도 하는 것이 좋다. 화상이나 열상을 예방하고 염증을 가라앉히는 효과가 있다. 냉수 샤워를 하지 않으면 피부에 열상이 발생하고 상태가 호전되지 않고 오히려 악화되는 경우도 있다는 점을 명심하자. 피부 발진이 심한 부위나 냉수 샤워 후에도 열기가 느껴지는 곳이 있다면 물수건으로 10분 정도 덮어두면 된다.

냉찜질을 할 때는 편안한 자세로 휴식을 취하면서 하는 것이 좋고 사우나로 손실된 수분을 보충하기 위해 물이나 음료를 마셔야 한다. 이때 음료는 너무 차갑지 않아야 하며 가급적 따뜻한 것이 좋다.

반신욕(온수 샤워)	사우나	냉수 샤워	냉찜질
10분 내외	10~30분	5분 내외	10분 내외

반신욕(온수 샤워)과 사우나 그리고 냉수 샤워, 냉찜질을 한 번 하는 데 대략 50~60분 정도 소요된다. 만성화된 피부질환 환자의 경우에는 하루에 2~3회 반복해야 효과를 볼 수 있다. 물론 증상이 가벼운 사람은 하루 1회만으로도 충분하다. 공공시설을 이용하기 어렵거나 유소아의 경우에는 가정용 사우나기를 구입해도 좋다.

가벼운 아토피 피부염 환자나 소아들의 경우 사우나를 하는 것이 부담스러울 수 있으므로 반신욕만 해도 효과를 볼 수 있다. 이런 경우에는 반신욕 시간을 20~30분 정도로 늘리고 바로 시원한 냉수로 샤워를 하거나 차가운 물수건으로 찜질을 하면 된다.

유황이나 광물질이 들어 있는 온천수로 사우나 반신욕을 하게 되면 더 큰 효과를 거둘 수도 있다. 온천수에 녹아 있는 유황이나 광물질이 천연 소염제 역할을 하여 피부 염증을 가라앉히는 효과를 거둘 수 있다. 또 해수욕이나 물에 소금을 넣어 끓인 물을 식혀서 목욕을 해도 피부 건강에 긍정적 영향을 미친다. 〈동의보감〉에는 소금물을 끓여 목욕을 하면 효험이 있다는 기록이 있다.

• 운동

사우나를 통해 땀을 흘리는 것과 운동으로 땀을 흘리는 것은 어떤 차이가 있을까? 가장 큰 차이는 심박동수에 있다. 찜질을 해서 땀을 비오듯 흘려도 심박동수는 크게 증가하지 않지만 운동으로 땀을 흘리게 되면 심박동수가 증가하게 되고 체력적으로 부담이 될 수도 있다는 점을 기억하자.

30분 내지 1시간만 몸을 움직여도 몸은 땀으로 흠뻑 젖게 되는데, 매일 하면 좋지만 그렇지 못할 경우 일주일에 3회 정도는 해줘야 한다. 그러나 체력이 심하게 떨어진 경우나 피부질환이 심각한 경우에는 처음부터 운동요법을 시작하는 것보다는 찜질이나 사우나를 통해 질환 부위에서 땀이 나기 시작할 때 병행하는 것이 좋다(만성적인 피부질환을 앓고 있는 환자의 경우에는 체력이 약화된 경우가 많다). 물론 피부질환이 다 나았다 하더라도 규칙적으로 운동하는 습관을 들여야 한다.

장기적으로는 운동으로 땀을 흘리는 것을 권하고 싶다. 운동으로 흘리는 땀에는 납과 카드뮴을 비롯한 중금속 성분 등도 함께 섞여 배출되기 때문이다.

피부에 좋은 일광욕을 즐겨라

햇빛은 하늘이 내린 신의 치료제라고 하면 너무 과장된 표현일까? 피부가 햇빛을 쬐면 자외선에 의해 비타민 D가 합성된다. 비타민 D는 달걀노른자, 간, 생선 등에 들어 있지만 대부분은 햇빛(자외선)이 피부에 자극을 주면 비타민 D 합성이 일어난다. 그러나 비타민 D를 합성하는 데 필요한 햇빛의 양은 일상생활을 통해서 충분히 얻을 수 있다.

햇빛이 가진 치유력은 매우 놀랍다. 진피층 아래 깊은 곳까지 침투해서 치유력을 발휘하고 피부조직의 재생력을 극대화한다. 게다가 각종 세균과 바이러스, 진균 등을 소독하고 제거하며 알레르기 반응을 억제하는 역할도 한다.

햇빛에 오래 노출되면 피부가 검어지고 각질층이 두꺼워진다. 피부가 자외선을 차단하기 위해 각질층을 두껍게 만드는데, 결과적으로 피부가 외부 자극에 강해지게 된다. 또한 피부 속 멜라닌 색소가 늘어나 검을수록 외부 자극에 대한 방어 능력이 높아진다.

지속적으로 햇빛에 노출되는 것만으로도 피부는 튼튼해진다. 하루 30분~1시간 정도의 일광욕은 피부의 각질을 두껍

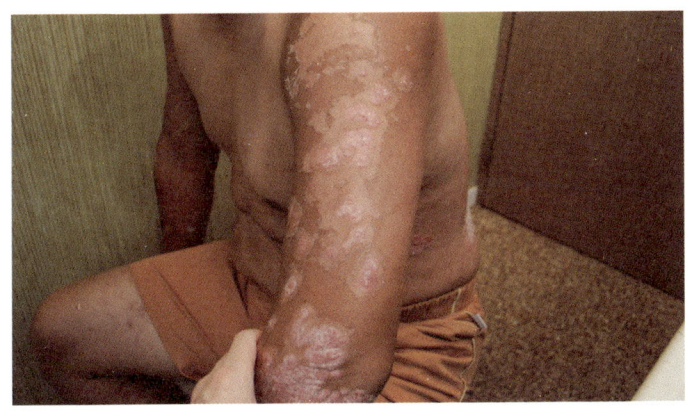

여름철 지나친 일광욕으로 화상을 입은 건선 환자

게 하고 피부를 건강한 조직으로 유지하는 데 기여한다. 그런데 요즘 사람들은 자외선에 대한 과잉된 공포로 인해 아토피 피부염을 앓고 있으면서도 자외선 차단제를 듬뿍 바르고 외출하는 경우가 많다. 아토피 피부염이나 습진 환자의 경우에는 적당한 양의 햇빛에 노출되도록 하는 것이 좋다.

아토피 피부염이나 건선을 앓고 있는 환자들의 경우 대부분 피부색이 하얀 편이다. 피부가 검은 환자들은 아토피 피부염이나 건선 등에 걸릴 위험이 상대적으로 낮고 만약 걸리더라도 하얀 피부를 가진 환자들보다 치료 속도가 더 빠르다는 것을 수많은 진료를 통해 확인할 수 있었다. 물론 유전적 요인이나 다른 생활습관의 영향도 있겠지만 피부 건강을 위해서는 확실히 적절한 일광욕이 도움이 된다.

자외선이 피부노화와 주름을 유발한다는 이유로 무조건 피해야 하는 것은 아니다. 물론 지나치게 자외선에 노출되면 피부암과 피부노화를 유발할 수 있다. 또 비타민 D는 뼈를 만드는 데 중요한 역할을 한다는 점도 잊지 말자.

비타민 D를 합성하기 위해 필요한 햇빛은 보통 얼굴, 손, 발 등의 부위를 일주일에 2~3회씩 화상을 입을 정도의 25% 강도로 노출하면 된다. 즉, 1시간 내에 피부에 화상을 입는 사람이라면 15분간 일광욕을 하면 된다.

계절에 따른 일광욕 방법은 다음과 같다. 햇빛이 강한 한여름에 갑자기 일광욕을 하면 화상을 입기 쉽기 때문에 봄부터 서서히 하루에 30분 이내로 햇빛에서 활동하면서 피부의 적응력을 높여줘야 한다. 6~7월이 되어 갑자기 야외활동을 늘리면 지나친 자외선 노출로 인해 피부가 새빨갛게 되고 수포가 생기는 화상을 입을 수 있다. 나중에는 피부가 벗겨지고 피부염이 발생할 수 있다.

일광욕은 지나치지 않으면서 자신의 피부 상

> **일광욕을 할 때 주의사항**
>
> 1. 첫날에는 10분 정도만 햇빛을 쏘이고 그늘에서 쉰다.
> 2. 갑자기 강한 햇빛에 노출되지 않는다.
> 3. 해수욕을 할 때는 햇빛이 강한 12~3시 사이는 피한다.
> 4. 피부질환이 있는 사람은 자외선 차단제가 염증을 유발할 수 있다.
> 5. 매일 조금씩 시간을 들여 천천히 피부를 태운다.

태에 맞게 하면 피부에 긍정적인 영향을 미친다. 햇빛이 강한 여름에는 아토피 피부염 환자들의 상태가 호전되는 경우가 많은데, 이는 햇빛의 영향 때문이기도 하다.

1년 내내 햇빛을 받아 검어진 피부를 가진 아이들이 아토피 피부염을 걱정할 것 같은가? 매연과 스모그, 아파트 숲과 아스팔트 도로에 갇힌 도시의 아이들이 산과 바다에서 마음껏 뛰논다면 아토피 증세는 머지않아 사라질 것이다.

자외선은 1년 중 5~6월에 가장 강한 편이다. 이때부터 한여름까지 산과 바다로 다니며 일광욕을 즐기자. 물론 여름철에 땀을 많이 흘리고 잘 씻지 않으면 피부질환이 악화될 수 있으니 주의해야 한다.

피부 건강을 해치는 음식 VS 도와주는 음식

아토피 피부염을 비롯한 피부질환자들은 음식에 대해 조심하는 경향이 있다. 물론 어떤 음식을 먹은 후 피부 상태가 악화된다는 것을 경험적으로 깨닫고 민감하게 반응하는 것인데, 그럴 필요는 없다. 단 우유나 달걀처럼 특정 음식에 알레르기 반응이 있는 경우에는 피해야 한다. 그리고 인스턴트 가공식품도 피해야 한다.

음식은 되도록 자연에 가장 가까운 형태로 섭취하는 것이 제일 좋다. 가열 조리 음식보다는 신선한 채소를 섭취하는 것이 좋고 껍질이나 뿌리, 잎까지 통째로 먹으면 다양한 영양소와 면역력을 강화하는 물질을 섭취할 수 있다.

특히 채소의 뿌리와 이파리 등에는 피토케미컬이라는 물질이 들어 있다. 피토케미컬은 식물이 각종 미생물과 해충 등으로부터 자신의 몸을 보호하는 역할을 한다. 피토케미컬이 사람의 몸에 들어오면 활성산소를 제거하고 세포 손상을 억제하는 작용을 해 건강을 지키는 데 도움이 된다.

피부 건강을 위해 주의해야 할 사항을 정리하면 다음과 같다.

첫째, 차가운 음식을 피해야 한다. 우리 몸의 체온은 36.5도이며 항상성을 유지해야 하기 때문에 차가운 음식이 위장에 들어오면 일시적으로 내장의 온도가 떨어져 소화력이 약해진다. 또 체온을 끌어올리기 위해 불필요하게 에너지를 소모하게 된다. 따라서 음식물을 섭취할 때는 체온 이상으로 데워 먹어야 한다. 물을 마시더라도 미지근하거나 따뜻한 물이 차가운 물보다 피부 건강을 위한 식이요법에 적합하다.

둘째, 혈액을 끈적끈적하게 만들 수 있는 음식을 피해야 한다. 혈액 속에 몸에 나쁜 지방 성분이 많으면 혈액은 끈적끈적해진다. 인스턴트 식품을 자주 많이 섭취하면 그 안에 들어 있는 트랜스지방이나 경화유들은 우리 몸에 필요 이상으로 축적되고 혈액순환을 방해한다. 끈적끈적하거나 탁해진 혈액이 피부 근처의 모세혈관에서 정체되면 피지샘과 모공을 거쳐 미처 배출되지 못한 지방 성분들이 피부 트러블을 일으키기도 한다. 당연히 여드름이나 뾰루지가 악화될 수밖에 없다.

소화가 다 되지 못한 단백질 찌꺼기인 질소 잔해물 역시 혈액 속으로 들어가면 혈액을 탁하게 하고 끈적거리게 만든다. 유제품이나 동물성 단백질이 많은 음식들은 모쪼록 과식하지 않아야 하는 이유가 여기에 있다.

그러나 한창 단백질과 풍부한 영양 섭취를 해야 하는 성장기 어린이라면 무조건 유기농으로 재배한 채소류만 먹여야 할 필요는 없다. 균형 잡히지 않은 식단을 지속적으로 따르다 보면 면역력이나 성장 발육에 악영향을 끼칠 수 있다. 단 채소와 마찬가지로 자연에 가까운 형태로 육류 단백질을 섭취해야 한다. 통조림이나 소시지처럼 다른 인공화합물이 첨가된 단백질이라면 섭취량을 줄이고 조심해야 한다.

셋째, 배변, 배뇨 작용을 돕는 음식을 섭취해야 한다. 앞서 이야기했듯이 대장 점막은 수분만 흡수하는 것이 아니라 오랫동안 장에서 배출되지 못한 음식물 찌꺼기에서 노폐물과 독소를 흡수한다. 이렇게 재흡수된 노폐물과 독소는 혈관을 타고 결국 피부 조직의 모세혈관까지 다다르게 되고 여드름, 종기와 같은 각종 피부 트러블을 유발한다. 따라서 평소에 식이섬유가 풍부한 음식물을 많이 섭취하고 원활한 배변 습관을 들여야 한다.

따라서 무엇을 먹느냐도 중요하지만 어떻게 최대한 빨리 몸 밖으로 노폐물을 배출하느냐도 중요하다. 대변으로 원활히 배출하기 위해서 어떤 것을 먹고 어떤 생활습관을 유지해야 하는지 명심해야 한다.

피부질환자들이 피해야 할 음식	많이 섭취해야 할 음식
차가운 음료와 유제품류	물(미지근한 물)
차가운 과일류	상온의 과일
인스턴트 음식, 단 음식(초콜릿, 사탕)	신선한 채소
밀가루, 튀김	발효 식품
기름진 음식, 고기류, 회	
술, 담배	

마지막으로 음식물 섭취와 관련하여 주의해야 할 점은 사상체질별 식이요법이다. 체질 감별을 전문가로부터 제대로 받지 않은 상태에서 자신의 체질을 확정하고 거기에 따라 음식물을 가려 먹는 것은 오히려 독이 될 수 있다. 자신의 체질을 정확히 알 수 없다면 자연에 가까운 건강한 음식물을 골고루 섭취하는 것이 좋다.

두드러기와 알레르기 반응을 유발할 수 있는 음식물의 경우에는 가급적 1~2주 정도 피부가 어떤 반응을 보이는지 살펴보면서 섭취량을 늘려야 한다.

비누와 샴푸도 꼼꼼히 따져보고 써라

피부 건강을 위해서는 무엇보다 보습이 중요하다. 피부에 적정량의 수분과 피지가 각질층에 포함되어 있어야 한다. 건강한 상태의 피부라면 모공의 피지선에서 배출되는 피지의 분비량에 의해 적절히 보습이 유지된다. 만약 피부의 피지 분비가 정체되거나 부족하면 피부에는 염증이 일어난다. 피부의 자연적인 생리기능을 회복하여 인체의 천연 보습인자인 피지의 분비량을 최적화하기 위해서는 올바른 세안, 목욕법을 실천해야 한다.

세안이나 목욕을 할 때는 기본적으로 비누를 사용하는데, 비누는 알칼리성인 반면 피부는 산성이다. 이 점이 바로 피부 질환과 비누의 상관관계를 살펴볼 때 고려해야 할 부분이다. 너무 강한 알칼리성을 띠는 비누는 산성인 피부에 자극을 줄 수 있기 때문이다.

> ### 비누를 고를 때 주의사항
>
> 1. 세정력이 너무 강하면 피지를 필요 이상으로 제거할 수 있다.
> 2. 민감한 피부에는 약알칼리성이나 약산성 비누를 선택한다.
> 3. 향료나 착색료와 같은 불필요한 성분이 첨가되지 않아야 한다.

　또 비누의 계면활성제에 의해 피부의 피지와 각질층이 너무 제거되지 않도록 주의해야 한다. 비누를 사용하여 세수를 하고 나면 얼굴 피부가 당기거나 각질이 일어나는 경우가 있는데 이는 피부의 건강을 위해 바람직하지 않다. 특히 피부가 건조한 사람은 비누를 박박 문질러 사용하지 않는 것이 좋다. 또 팔이나 다리처럼 건조해지기 쉬운 부분은 비누를 살짝 문질러서 헹구기를 여러 번 반복하는 것이 좋다.

　피부가 건조해지기 쉬운 아이들이나 아토피 환자에게는 피부 자극이 덜한 약산성 비누도 고려해볼 필요가 있다(세정력은 알칼리성 비누에 비해 떨어진다).

　얼굴이나 몸을 비누나 세정제를 이용하여 씻으면 피부는

일시적으로 촉촉한 느낌을 주지만, 강한 세정력에 의해 피부의 타고난 보습 능력이 제거되어 오히려 피부를 건조하고 거칠게 할 수도 있다.

또한 지나치게 비누나 세정제 등에 피부가 접촉하여 피부장벽이 손상되면 주부습진이나 한포진 같은 피부질환을 초래할 수도 있다. 손상된 피부 장벽이 빨리 회복되기 위해서는 물이나 비누 등에 의해 자극받거나 물에 너무 오랫동안 접하지 않도록 주의해야 한다. 또한 매일 샤워하는 사람들은 피부에 자극적인 비누나 바디 클렌저, 샴푸 같은 제품의 사용을 최소화하고 물로 깨끗이 씻어내야 한다.

매일 비누를 사용하여 목욕을 할 필요는 없지만 3회에 한 번 정도는 비누를 사용하여 피부표면의 피지와 오염물질, 땀성분들을 제거해주는 것이 좋다. 물로만 계속 샤워를 할 경우 포도상구균의 숫자가 지나치게 많아질 수도 있다. 또 아침저녁 샤워를 자주 하는 사람들의 피부는 건조해지기 쉽고 심할 경우에는 습진과 같은 피부질환이 생길 수 있음을 잊지 말자.

샤워를 할 때 거친 타월로 피부를 박박 문지르는 경우가 있는데, 피부질환을 앓고 있거나 피부가 민감한 사람들은 피하는 것이 좋다. 타월보다는 손바닥으로 비누 거품을 낸 다음

부드럽게 씻겨주는 것이 바람직하다.

 샴푸를 사용할 때도 두피를 너무 자극하지 않도록 해야 한다. 물론 적당한 수준에서 과다한 피지 분비물을 제거하는 것은 두피 건강을 위해 좋지만 샴푸가 비듬과 함께 피지, 피부 상재균을 말끔히 청소해버린다면 두피 건강에 바람직하지 않다. 피지가 과다하게 제거되면 두피의 피지샘은 더욱 많은 피지를 분비하게 되고 두피에 오히려 기름기가 많아지며 지루성 피부염 등을 유발할 수 있다.

집안 내부의 곰팡이와 진드기를 제거하라

현대인들이 생활하는 공간은 아파트처럼 외부와 환기가 잘 안 되고 폐쇄적인 구조를 갖추고 있다. 당연히 집 안에는 먼지, 진드기, 곰팡이, 세균들이 끊이지 않는다. 알레르기성 비염 환자들의 경우 평소 잘 꺼내 입지 않는 옷만 들춰도 재채기를 한다. 먼지떨이를 사용하거나 진공청소기만 돌려도 맑은 콧물이 흘러내리는 사람도 있다.

 집안에서 발생하는 먼지나 진드기, 곰팡이는 아토피 환자들에게 좋을 리 없다. 아토피를 비롯한 피부질환 환자들에게는 천식이나 알레르기성 비염과 호흡기 질환 환자들과 마찬가지로 내부의 청결이 매우 중요하다. 완벽하게 세균과 곰팡이, 먼지 등을 제거할 수는 없겠지만 주기적인 환기, 청소를 통해 이런 이물질이 폐나 피부를 자극하지 않도록 주의해야 한다. 제습기나 공기청정기를 사용하는 경우도 많은데, 이는 한계가 있다.

집안의 먼지나 진드기, 곰팡이 등을 줄이기 위해서는 청소보다 더 중요한 것이 있다. 바로 인테리어와 집안 구조를 가능한 한 '심플'하게 하는 것이다. 본질적으로 집안을 단순하게 바꾸면 진드기나 곰팡이가 서식할 공간이 줄어든다. 주로 장롱이 벽과 접해 있는 부분, 침대 밑, 다른 가전제품이나 가구와 벽 틈 사이로 먼지가 쌓이고 진드기와 곰팡이가 서식하기 좋은 환경이 된다. 복잡한 인테리어 때문에 청소할 때 미처 손길이 닿지 않는다면 청소의 효과는 크지 않다.

게다가 도시의 아파트와 연립주택들은 환기가 제대로 이루어지지 않아 더욱 심해진다. 또 겨울에는 가습기, 난방 시스템을 통해 내부의 온도와 습도가 곰팡이나 진드기가 번식하기에 최상인 조건이 된다. 이런 상황에서는 아무리 청소를 해도 소용이 없다.

곰팡이와 곰팡이를 먹이로 번식하는 진드기는 알레르기성 비염과 천식의 원인이 되기도 한다. 대부분의 곰팡이는 습도 60% 이하에서는 번식하기 어려우므로 집안 내부가 건조하다는 이유로 지나치게 습도를 올려서는 안 된다. 곰팡이 제거를 위해서는 적절한 습도를 유지해야 한다. 곰팡이를 제거하는 가장 현실적 방법은 통풍을 잘 시키는 것이다.

호흡기와 피부의 건강을 위해 가장 이상적인 집은 나무, 흙, 돌, 종이와 같은 자연의 재료만 사용한 것이다. 그러면 통풍도 잘되고 진드기나 곰팡이의 서식이 줄어들 수 있다. 하지만 도시에서 이런 주거환경을 갖추기는 현실적으로 어렵다.

새집 증후군과 환경 호르몬에 어떻게 대처할까?

아토피 피부염을 비롯한 피부질환은 원인을 명확히 증명할 수 없는 경우가 많다. 원인을 명확히 특정할 수 없기 때문에 피부과 병원에서는 증상에 대한 처방만을 강조할 뿐이다. 그래서 이 책에서는 계속 스테로이드나 항히스타민제의 처방에 대해 근본적인 해결책이 아니라고 이야기하는 것이다.

원인을 명확히 알 수 없지만 우리는 최대한 피부질환을 유발할 가능성이 있다고 생각되는 요인을 제거하는 생활습관을 유지해야 한다. 음식을 가려먹고, 비누나 샴푸의 성분을 따져 피부에 자극이 덜한 제품을 사용하며, 아무리 가려워도 긁는 행위를 멈추고, 집안의 진드기나 곰팡이를 없애고자 하는 이유도 이 때문이다.

피부질환 환자들이 상태를 개선하기 위해서는 피부에 나쁜 영향을 미친다고 의심되는 '범인'을 제거해야 한다. 따라서 우리가 의도하지 않았지만 어쩔 수 없이 놓이게 되는 생활환경에 대해서도 점검해봐야 한다.

그 중에서도 간과할 수 없는 것이 '새집 증후군'이다. 집이나 건물을 새로 지을 때 사용하는 건축자재, 벽지를 비롯한 내부 마감재 등에서 나오는 인체유해물질로 인해 건강과 기분상의 문제를 일으키는 현상이다. 자연에서 얻은 건축재료가 아닌 한 벤젠, 톨루엔, 아세톤, 포름알데하이드 등의 발암물질이 포함되어 있을 수밖에 없다. 또 집을 지을 때 발생한 라돈, 석면, 일산화탄소, 질소산화물, 오존, 미세먼지 같은 오염물질도 있다. 이러한 오염물질이 환기가 제대로 되지 않아

건물 밖으로 배출되지 못하고 실내에 머물러 있으면 기침이나 두통, 가려움증, 현기증 등을 유발할 수 있다.

새집 증후군은 피부에도 안 좋은 영향을 미친다. 새로 지은 집이나 아파트로 이사 갔을 때 가려움증을 호소하는 경우가 많다. 가려움을 느끼면 사람들은 그 부위를 긁게 되고 여기에 2차 감염이 발생하여 상태는 급속도로 나빠질 수 있다. 피부질환과 함께 호흡기질환이나 다른 심각한 질환이 함께 나타날 수도 있다. 물론 환기가 얼마나 잘되느냐, 사용한 건축자재의 종류가 무엇이냐에 따라 그 심각성은 얼마든지 달라질 수 있다.

그럼 새집 증후군을 막기 위해서 우리는 무엇을 할 수 있을까?

새집 증후군 피해를 줄이기 위해서는 인공 화학물질을 함유하고 있는 마감재보다는 천연 목재나 종이(형광물질이나 화학섬유가 합성되지 않은) 등 친환경 소재를 사용하는 것이 좋다. 무엇보다 바깥 공기를 유입시켜 실내의 오염물질을 내보내야 한다.

만약 이사 가기 전이라면 새집을 베이크 아웃(Bake out) 하는 것도 좋은 방법이다. 새집으로 이사하기 전에 보일러를 틀

어놓고 실내 온도를 높인 다음 환기를 시키면 낮은 온도에서 환기를 시키는 것보다 휘발성 유해물질이 더 쉽게 밖으로 빠져나갈 수 있다. 이렇게 하면 포름알데히드를 비롯한 휘발성 오염물질로 인한 새집 증후군의 위험에서 어느 정도 벗어날 수 있다.

베이크 아웃을 할 때는 우선 출입문과 창문을 모두 닫는다. 또 실내에 있는 가구나 수납공간의 문이나 서랍을 열어두어 오염물질이 더 쉽게 배출되도록 해야 한다. 실내 온도를 30도씨 이상으로 올린 다음 반나절(6시간 이상) 정도 유지시킨다. 그러고 나서 출입문과 창문을 활짝 열어 1시간 정도 환기를 시킨다. 이와 같은 순서로 3일에서 일주일 정도 반복한다. 물론 실내 온도를 너무 올려서 난방 시스템에 과부하가 걸리지 않도록 조심해야 한다. 베이크 아웃을 하는 동안에는 가능한 한 내부에 사람이 머물지 않는 것이 좋다.

난치성 피부질환 치료를 위한 생활습관

1. 일상에서 땀을 꾸준히 흘린다.

운동, 반신욕과 족욕, 사우나 등을 통해서 일상에서 땀을 꾸준히 흘려야 한다. 피부질환을 앓고 있는 환부에서 땀이 난다면 피부가 정상적으로 재생되고 있다는 증거이다.

2. 피부를 손으로 긁거나 만지지 않는다.

피부질환은 만지지만 않아도 더 이상 악화되지 않는다. 피부를 손으로 만지면 2차감염을 유발할 수 있다.

3. 하루 1~1.5리터의 물을 수시로 충분히 마신다.

물은 피부의 자연적인 보습 능력을 높이면서 해독 능력을 높이는 치료제이다.

4. 스테로이드 연고를 함부로 바르지 않는다.

반드시 전문의의 처방을 받아서 단기간에 소량을 사용해야 한다. 로션이나 스킨처럼 습관적으로 사용해서는 절대 안 된다.

5. 자연에 가까운 음식을 골고루 섭취한다.

일시적으로 알레르기 반응을 일으키는 음식을 제외하고 자연에 가까운 음식을 골고루 먹어야 한다. 단, 각종 인공첨가물이 들어간 인스턴트식품은 피한다.

6. 병원과 약에 의존하기보다 친환경적인 생활을 한다.

맑은 공기와 물, 햇살, 바람, 숲 등 자연은 피부를 재생시키고 피부질환을 치유하는 가장 효과적인 수단이다.

7. 스트레스는 피부질환의 적이다.

만병의 근원은 스트레스이다. 스트레스는 피부질환에 직접적이고 즉각적인 영향을 미친다. 스트레스 관리야말로 피부 치료를 위해서 무엇보다 중요하다.

8. 보습제를 적절히 사용한다.

적절한 보습제의 사용은 피부질환의 치료에 도움이 된다. 하지만 지나친 사용은 치료에 전혀 도움이 되지 않는다.

4장

피부질환 자세히 들여다보기

아토피 피부염　　건선

습진　　화폐상 습진

지루성 피부염　　안면홍조

사마귀　　한포진

두드러기　　여드름

다한증

아토피 피부염

아토피(atopy)는 고대 그리스어인 atopos라는 단어에서 유래된 말로 '이상한' '알 수 없는' 이란 뜻이다. 아토피는 오늘날까지 명확한 발병 원인이나 기전, 치료법이 밝혀지지 않고 있는 만성적인 피부질환이다.

오늘날 주로 이루어지고 있는 아토피 치료는 유전적인 문제, 면역학적인 문제로 접근하여 피부의 면역반응을 억제하는 것이다. 하지만 이는 아토피를 일으키는 근본적인 원인을 규명하지 않은 채 면역반응을 억제하여 일시적으로 증상만 완화시키는 대증적인 치료이다.

아토피의 대표적인 증상은 다음과 같다.

가려움

아토피 환자들이 가장 괴로움을 호소하는 증상이 바로 가려움이다. 가려움은 아토피 전반에 걸쳐 나타나는 증상이다. 현상적으로 히스타민, 모르핀, 아세틸콜린 등의 생성으로 인해 인체에 가려움이 발생한다. 서양의학에서는 이러한 물질의 생성과 유입을 차단하는 치료법으로 항히스타민제, 신경안정제, 면역억제제를 사용한다.

이는 가려움이라는 현상을 병리적으로 해석한 결과이다. 무엇보다 가려움이 나타난 원인과 피부의 상태를 파악하여 해결하는 것이 중요하다. 기혈의 순환을 원활하게 하고 피부의 재생을 촉진하여 가려움이 발생한 원인을 해결해야 한다.

홍반 · 홍조 · 홍종

홍반이란 피부에 나타나는 붉은 반점을 뜻한다. 홍조는 국소적인 반점의 형태가 아닌 일정면의 피부가 붉어지는 현상이다. 홍종은 피부가 붉고 부어 있는 상태를 가리킨다. 붉은 색은 혈액이 유입되어 있음을 의미한다. 혈액의 유입은 손상된 부위를 회복하고 재생하기 위한 것이다. 따라서 이러한 현상을 병리적으로 해석하여 붉은 피부를 아토피의 악화반응으

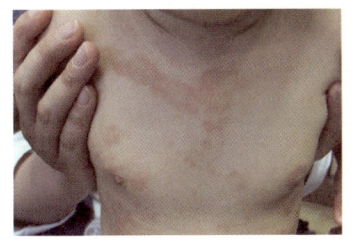 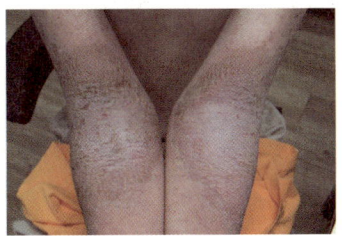

홍반   각질

로 보는 관점은 문제가 있다. 특히 치료시 나타나는 붉은 피부 반응은 바람직한 증상이라고 할 수 있다. 이는 환부를 치료할 목적으로 혈액이 유입된 상태로 볼 수 있기 때문이다.

각질

각질은 피부를 보호하고 수분을 유지하는 보호막이다. 이는 생리적인 의미의 각질인데, 아토피 증상에서 흔히 나타나는 각질은 이와는 다른 기전으로 발생한다. 피부세포는 깨끗한 동맥 혈관으로부터 산소와 영양분을 공급받아 계속 분화하고 재생된다. 하지만 아토피의 경우 모세혈관의 정체로 인해 피부세포의 혈액 순환과 영양 공급에 문제가 발생한다. 각질은 혈액의 정체로 말미암아 정상적으로 재생되지 못하고 손상된 피부세포들의 '무덤'이라고 할 수 있다.

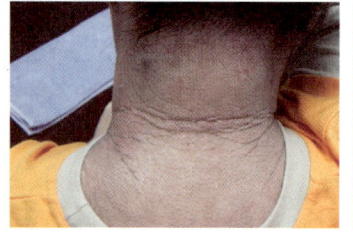 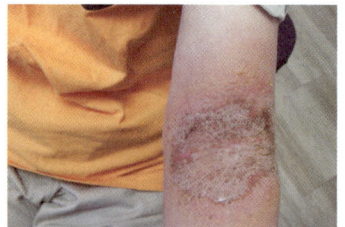

태선화 진물

태선화

태선화란 피부 표피층이 나무껍질처럼 거칠어지고, 코끼리 피부처럼 두터운 느낌이 나는 증상이다. 아토피 자체의 증상이라기보다는 가려움증을 견디지 못해서 반복적으로 긁는 습관으로 인해 나타난다. 태선화는 아토피가 만성화되고 고착화되었음을 의미한다. 아토피의 다른 증상들이 빠르게 소실되는 것에 비해 태선화 증상이 소실하는 데는 많은 시간이 필요하다. 피부가 가렵지 않음에도 불구하고 무의식적으로 긁는 습관을 갖게 되는 것은 오랫동안 아토피를 앓아오면서 생긴 습관 때문이다.

진물

진물은 손상된 피부세포의 조직액이 배출되는 과정이다.

인체의 노폐물은 피부의 땀구멍을 통해 자발적으로 배출되어야 한다. 하지만 아토피의 경우 정상적인 통로로 땀과 함께 배출되지 못하다가 피부 세포가 파괴되면서 세포 속의 장액과 체액이 피부로 직접 배어나오는 현상이 바로 진물이다. 피부에 진물이 나면 우선 진정을 시키는 치료가 상식으로 받아들여지고 있다. 하지만 아토피의 진물에는 피부를 진정하는 방법보다는 강하게 땀을 내는 방법이 근본적인 치료라고 할 수 있다.

색소 침착

아토피의 증상이 만성화되면 피부색은 붉은 색에서 검은 색으로 점차 바뀐다. 피부가 검게 변하는 이유는 두 가지다. 첫째, 혈액 순환에 장애가 발생하면서 피하의 혈액이 산화되어 어혈(瘀血) 형태로 색이 검어지는 경우다. 둘째, 반복되는 긁는 습관으로 인해 피부에 발생한 마찰열을 인체에서 제어하는 과정에서 발생한다.

백색피부묘기증

백색피부묘기증은 홍반이 심한 부위를 긁으면 그 부위가

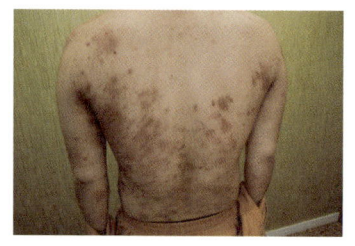 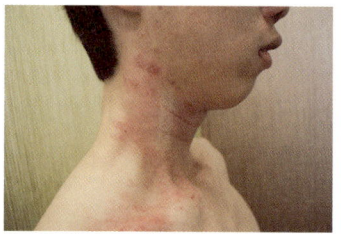

색소 침착   백색피부묘기증

하얀 선으로 나타나는 현상을 말한다. 정상적인 피부는 긁으면 붉은 색으로 변한다. 백색피부묘기증은 피부에 혈액이 정체되어 있다가 손으로 압력을 가하게 되면 그 압력에 의해서 혈액이 밀려나면서 생기는 반응이다. 백색피부묘기증은 심각한 기혈의 정체를 의미한다. 따라서 백색피부묘기증이 관찰되는 아토피 환자들은 겉으로 드러나는 피부가 깨끗하게 보여도 중증이라고 할 수 있다. 백색피부묘기증이 나타났다가 사라지는 데 시간이 오래 걸릴수록 심각한 상태다.

아토피가 아닐 수도 있다!

오늘날 다양한 피부질환에 대해 증상의 진행을 관찰하여 정확하게 감별하지 않고 무분별하게 아토피라고 진단하는 경향이 있다. 아토피와 유사한 질환을 정확하게 감별하지 않고 무작정 아토피로 진단하여 아토피 치료를 시작한 경우, 실제

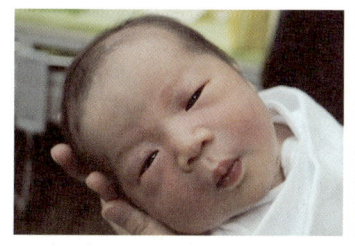 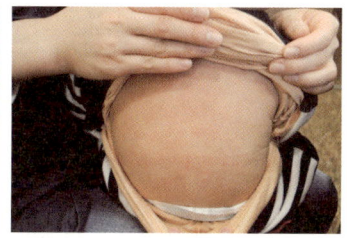

태열로 인한 발진　　　　　예방접종 혹은 감기에 의한 피부발진

로 아토피로 진행할 수 있기 때문에 정확한 진단이 중요하다. 습진은 습진에 맞는, 건선은 건선에 맞는, 아토피는 아토피에 맞는 치료가 이루어져야 한다.

다음에 열거한 질환들을 '아토피'로 규정하고 치료에 임하는 순간 치료 또한 방향을 잃고 헤매게 된다.

태열로 인한 습진

출생 후 피부에 부분적으로 붉은 발진이나 각질, 가려움증, 진물 등의 증상이 나타나는 경우가 있는데, 이는 태열로 인한 증상으로 아토피와 구분되어야 한다. 태열은 임신 중 산모의 스트레스나 부적절한 식습관, 기타 다양한 요인 등으로 인해 태내에 축적된 열이 출생 이후 아기의 피부를 통해서 배출되는 자연스러운 과정이다.

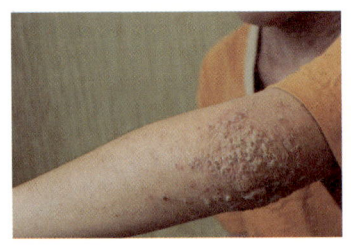 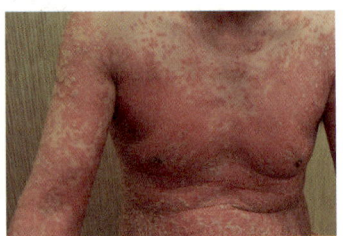

감염발진　　　　　　　　약물 부작용

예방접종 혹은 감기에 의한 피부발진

예방접종 이후 혹은 감기에 걸린 후에 피부에 발진이 나타나는 경우가 있다. 이는 인체 면역력이 내부에 침입한 바이러스나 미생물 등에 대항하기 위해 면역반응을 격렬하게 하는 과정에서 열이 나타나는 현상이다. 이 과정에서 피부에 발진과 가려움증 같은 증상이 나타나기도 한다.

감염발진

감염발진은 인체의 면역력이 약해지면 피부에 발생한 상처를 통해 외부의 바이러스, 세균, 진균 등이 침입하여 발생하는 다양한 피부질환이다. 발진과 가려움증 등 아토피와 유사한 증상이 나타날 수 있다. 감염발진은 아토피와는 다르게 급성적으로 발생한 것이므로 충분한 휴식을 취하면 금세 사라진다.

약물 부작용

수만 가지의 약물이 쏟아져 나오고 있는 오늘날, 무분별한 약물의 사용은 다른 심각한 부작용을 유발하기도 한다. 특히, 원인 치료를 간과한 채 증상만의 개선을 위해 사용되는 약물은 2차적인 피부질환을 야기할 수 있다. 스테로이드 제제의 오남용으로 인한 피부질환이 대표적인 예이다.

외부 기후에 의한 피부질환

우리 인체는 외부 기후의 변화에 많은 영향을 받는다. 특히 외부와 바로 접촉하고 있는 피부는 시시각각 직접적인 영향을 받는다. 여름철의 덥고 습한 기후에서는 땀띠와 습진 등의 피부질환이 발생하고 겨울철의 차고 건조한 기후에서는 각질과 피부건조증, 가려움증 등이 발생할 수 있다.

정신적 스트레스로 인한 피부발진

정신적인 긴장감, 우울감, 분노, 근심, 걱정은 신체의 기혈을 정체시키고 그 반응이 피부에도 나타날 수 있다. 스트레스

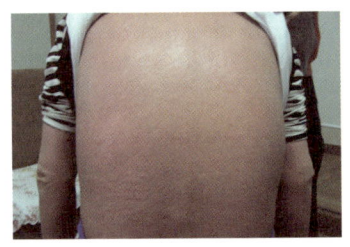
외부 기후에 의한 피부발진
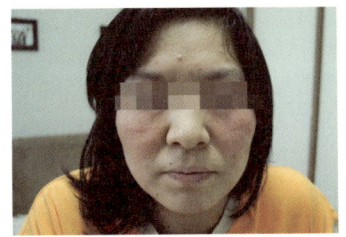
정신적 스트레스로 인한 피부발진

와 부정적인 마음은 인체의 근육조직을 수축시키고 혈액순환의 장애를 초래한다. 이로 인해 피부에 영양 공급이 부족해지거나 노폐물이 축적되어 피부에 문제를 발생시킨다.

음식에 의한 피부질환

생명활동을 유지하기 위해 음식섭취는 필수적이다. 우리는 음식을 섭취함으로써 인체에 필요한 영양을 보충하기 때문이다. 평소에 편식이 심한 경우, 혹은 인스턴트식품, 패스트푸드, 과자를 과다하게 섭취하는 경우에는 고른 영양분의 섭취에 지장을 줄 수 있다. 이로 인해 두드러기와 알레르기 등의 피부질환이 발생할 수 있다.

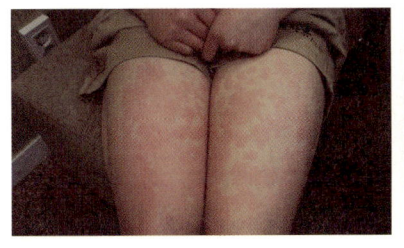 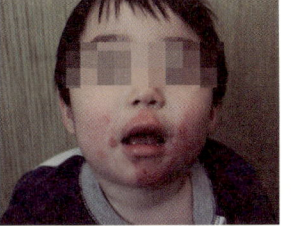

음식에 의한 피부질환　　　　　　외부자극에 의한 피부질환

외부 자극에 의한 피부질환

침독, 곤충 자상 혹은 기타 외부의 여러 물질들에 의해 피부질환이 나타날 수 있다. 소아의 경우 침독에 의한 습진이 흔히 발생한다. 이는 아토피로 빈번히 오진되는 대표적인 경우이다. 또, 곤충에게 물려 발진과 가려움증이 발생할 수 있으므로 자세히 관찰하지 않고 잘못된 조치로 증상을 악화시키는 경우도 빈번하다.

아토피의 치료과정

아토피는 분명 치료 가능한 피부질환이다. 난치병도 불치병도 아니다. 하지만 아토피의 치료를 위해서는 험난하고 어려운 과정을 거쳐야 하는 것은 분명하다. 아토피 치료과정을 이해하는 것은 아토피 치료의 첫걸음이다. 치료과정의 이해

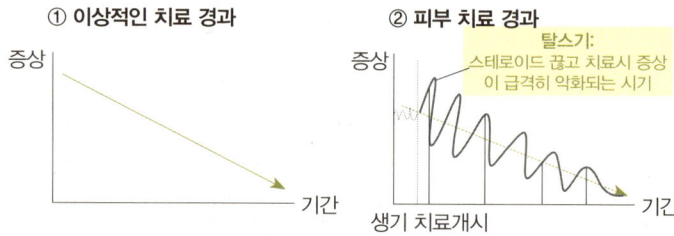

는 지루하고 험난한 아토피 치료 과정을 통과할 수 있는 원동력이 되기 때문이다.

많은 사람들이 기대하는 치료 경과는 아마 ①의 그래프와 비슷할 것이다. 실제로 아토피가 발생한 지 1~2개월 이내의 환자들 혹은 스테로이드를 비롯한 서양의학적인 치료를 전혀 받지 않고 내원한 경우에는 이러한 치료 경과가 가능하다. 하지만 대부분의 환자들은 ②처럼 치료 경과가 이루어진다.

마치 롤러코스터를 타는 것처럼 피부의 상태가 악화와 호전을 반복하면서 점점 안정화되기 때문에 한번 치료를 시작하면 무엇보다도 이러한 치료 경과를 잘 이해하면서 꾸준하게 치료를 받는 것이 중요하다.

아토피 치료과정 1 : 목 부위에 발생한 아토피

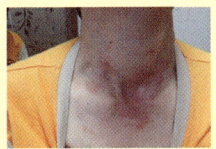

1. 10년이 넘는 시간동안 보습제와 바르는 스테로이드 연고를 사용하면서 아토피를 관리하다가 최근에 목 부위에 발진이 심해지면서 내원하신 40대 중년 여성분의 목부위 사진이다.

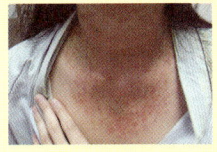

2. 한약치료와 약침치료, 침치료를 통해 피부 내부의 염증이 배출되면서 명현현상이 심하게 나타나는 시기이다.

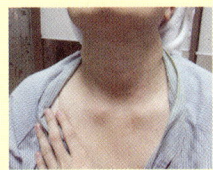

3. 아토피 환부가 점점 줄어들고 조금씩 정상적인 피부로 재생되면서 피부가 안정을 찾는 시기이다. 아토피 부위의 피부가 정상적으로 재생되고 일상 생활에서도 증상이 재발되지 않는 상태에서 치료를 종결한다.

아토피 치료과정 2 : 팔 부위에 발생한 아토피

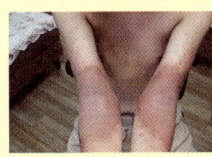

1. 어릴 때 발생한 아토피로 인해 오랜 시간 동안 보습제 관리와 서양의학적인 치료를 받다가 내원한 남자 중학생의 팔 부위 사진이다.

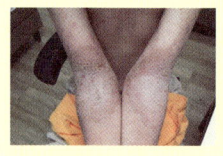
2. 한약치료와 약침치료, 침치료를 통해 피부 내부의 염증이 배출되면서 명현현상이 심하게 나타나는 시기이다. 피부 내부에 존재하던 염증이 진물로 배출되면서 극심한 가려움이 동반되기도 한다. 또한 손상된 피부층이 각질화되면서 심한 각질들이 피부에서 탈락하는 현상이 함께 나타난다.

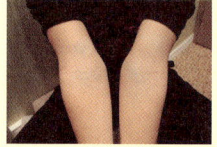
3. 아토피 환부가 점점 줄어들고 조금씩 정상적인 피부로 재생되면서 피부가 안정을 찾는 시기이다. 아토피 부위의 피부가 정상적으로 재생되고 일상 생활에서도 증상이 재발되지 않는 상태에서 치료를 종결한다.

아토피 치료과정 3 : 다리 부위에 발생한 아토피

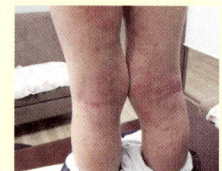
1. 다리와 오금 부위는 소아 아토피에서 흔히 발생하는 부위이다. 첫돌 전에 발생한 아토피로 인해 고생하다가 발진이 심해지고 2차감염이 동반되면서 한의학적인 근본치료를 결심하고 내원한 6살 남자 아이의 사진이다.

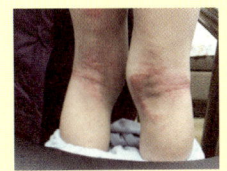
2. 한약치료와 약침치료, 침치료를 통해 피부 내부의 염증이 배출되면서 명현현상이 심하게 나타나는 시기이다. 피부 내부에 존재하던 염증이 진물로 배출되면서 노란색의 진물이 딱지처럼 말라서 굳어 있는 것을 사진에서 확인할 수 있다. 군데군데 정상적으로 피부가 재생되고 있다.

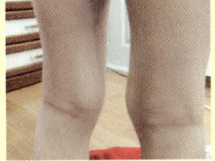
3. 아토피 환부가 점점 줄어들고 조금씩 정상적인 피부로 재생되며 피부가 안정을 찾는 시기이다. 아토피 부위의 피부가 정상적으로 재생되고 일상 생활에서도 증상이 재발되지 않는 상태에서 치료를 종결한다.

건선

건선은 표피세포의 이상 증식으로 인해 피부에 붉은 동그란 반점이 형성되며 그 홍반 위에 하얀색의 인설이 반복하여 형성되는 만성적인 피부질환이다. 초기에는 좁쌀 같은 붉은 반점이 나타나다가 차츰 부위가 넓어지면서, 건선 특유의 하얀 비늘 모양의 각질이 겹겹이 쌓이게 된다. 주로 자극이 많은 무릎이나 팔꿈치, 엉덩이, 머리 등에 발생하며 방치할 경우에는 얼굴로 번지기도 한다.

아토피와 더불어 대표적인 난치성 피부병으로 알려져 있으며 우리나라 전 인구 중 1~2% 내외의 높은 발병률을 보인다. 게다가 한창 사회생활에 바쁜 20~30대에 주로 나타나다 보니 초기에 적절한 치료를 받지 못하고 경과가 지난 후에야 비로소 병원을 찾는 경우가 많다.

건선은 만성 난치성 피부질환으로 그 원인은 서양의학에서도 아직까지 명확히 밝혀내지 못했다. 한의학적인 관점에서는 선천적인 요인, 스트레스, 과로, 음식, 외부기후 및 약물 등의 요인에 의한 것으로 본다. 여러 요인의 개별적인 혹은 복합적인 문제로 인해 인체 내 장기의 불균형이 초래되고, 그 결과 피부의 생리적인 기능이 실조되어 비정상적인 각질층이 두터워지는 것이다.

건선의 발생 원인은 다음과 같다.

유전적 요인
부모가 건선을 앓고 있는 경우에는 자녀 역시 피부의 면역력이 저하되어 있을 가능성이 높다. 자녀가 그 부모의 기운을 물려받는다는 것은 지극히 당연한 일이다. 하지만 단지 기운의 경향성이 있을 뿐, 반드시 건선 발진으로 나타나는 것은 아니다. 의학적인 연구에 의하면, 부모가 모두 건선인 경우엔 50%, 부모 중 한 사람이 건선인 경우는 15%, 부모가 모두 건선이 아닌 경우는 7.5% 정도로 건선 발진 유전성이 있다. 따라서 부모의 유전적인 요소와 다른 요인을 고려해야 한다.

정신적인 요인

신체와 정신은 상호 긴밀한 영향을 주고받는다. 분노, 짜증, 근심, 걱정, 놀람, 두려움, 긴장 등의 감정은 신체에 직접적 혹은 간접적인 영향을 미친다. 이런 정신적인 작용은 결국 기운이 인체에 드러나는 양상이며 또한 인체의 전반적인 순환에 영향을 준다.

건선을 앓고 있는 사람들 중에는 심각한 스트레스를 경험한 후에 건선이 악화되는 경우가 많다. 의학계에서도 스트레스를 겪은 후 건선의 재발 혹은 악화에 대한 보고가 빈번하다. 의학적인 연구에 의하면, 스트레스로 인한 건선의 발병은 30~70% 정도 연관성이 있다고 알려져 있다.

노권상

　노권상은 과도한 노동 혹은 게으른 생활습관으로 인한 인체의 손상을 의미한다. 과로는 인체의 기혈을 무리하게 소모한다. 반면 나태한 생활 습관은 기혈의 순환을 저하시켜 기혈 정체를 유발한다. 이러한 기혈의 허약과 정체로 인해 인체 전반적인 생리 기능이 저하되고, 아울러 피부의 회복력과 면역력 또한 약화된다. 건선을 앓고 있는 분들 중에는 피부의 생리기능이 저하되어 상처회복이 더딘 경우가 종종 있다. 이는 피부 세포의 면역력과 재생력의 약화를 의미한다.

약물

　오늘날 우리는 약물의 홍수 속에서 살고 있다. 약이란 우리가 일상에서 접하는 음식과는 달리 장기적으로 복용하거나 잘못 복용하면 그만큼 부작용도 심하게 나타날 수 있다. 조울증에 쓰이는 리튬(Lithium), 고혈압이나 심장병에 널리 쓰이는 베타차단제, 홍반성 낭창이나 경피증 등의 결체조직질환에 쓰이는 클로로콰인, 염증반응 억제에 사용되는 인도메타신(Indomethacin) 등이 건선을 유발하거나 악화시킨다는 보고도 있다.

건선의 증상은 다음과 같다. 건선의 일반적인 증상은 피부에 좁쌀 같은 작은 발진이 생기고 그 위에 건선 특유의 하얀 비늘과 같은 각질이 겹겹이 쌓이는 것이다. 이러한 건선의 특징은 질환 부위가 점점 넓어지고 각질이 두터워지며 계절, 기후 및 인체의 전반적인 상황 등에 따라 악화와 호전이 반복되는 경향을 보인다.

홍반

피부의 붉은 반점을 말한다. 피부의 모낭 혹은 땀샘에 기혈의 순환이 막혀 있는 상태다. 건선의 경우 이러한 홍반 위에 인설을 동반한다.

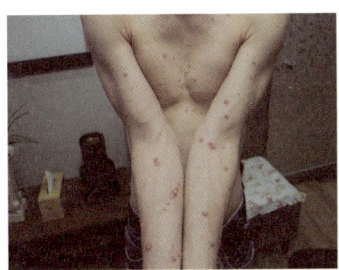
홍반

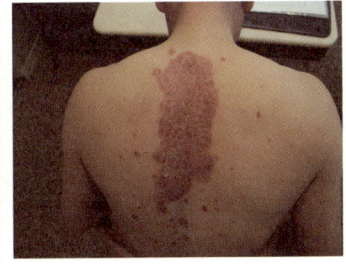
인설

인설

피부의 양기가 떨어지면 피부에 각질이 많아지는 현상으로 은백색의 비늘 모양의 각질이 생긴다. 비듬 같은 각질이 겹겹이 쌓이고, 악화될수록 각질의 두께가 점점 두꺼워지며 테두리가 점점 넓어진다.

쾨브너(Koebner) 현상

상처에 대한 반응으로 환부가 아닌 곳에 상처(긁힌 자국, 베인 상처, 열상, 화상 등)를 입을 경우, 그곳에서 건선 모양의 병소가 다시 발생하는 현상을 말한다. 피부의 상처 회복력이 약화되어 생긴다. 건선이 팔꿈치와 무릎 등 다른 피부에 비해 상대적으로 상처받고 압박받기 쉬운 곳에 나타나는 것도 이러한 현상으로 이해할 수 있다.

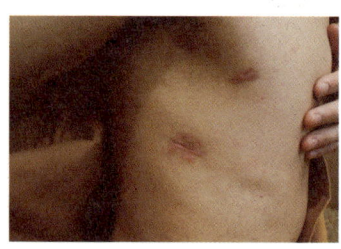

쾨브너 현상
20대 젊은 남자의 우측 옆구리 모습이다. 건선으로 수년간 고생하다가 최근에 기흉이 발생해서 기흉 수술을 한 자국이다. 자세히 보면 옆구리에 세 곳의 상처가 있다. 기흉 수술 후 수술 자국이 아물지 않고 수술한 부위에 건선 발진이 생긴 것이다.

오스피츠 사인(Auspitz's sign)

건선 환부의 각질을 긁거나 집어 올리면 출혈이 되는 증상이다. 피부 세포가 정상적으로 재생되지 못하고 외부의 손상에 대한 방어력이 약해져 있다.

네일 피팅(Nail pitting)

손발톱이 함몰되거나 구멍이 뚫리고, 혹은 손발톱이 누렇게 착색되거나 두꺼워지는 증상이다. 심할 경우 손발톱이 빠지는 사례도 있다. 손발톱은 인체의 말초 부위에 속하는 기관이다. 말초 혈액순환 장애로 인해 나타나는 현상이다.

건선은 통계적으로 춥고 건조해지는 가을과 겨울철에 악화된다. 이는 상대적으로 춥고 건조한 계절에 피부의 기혈 순

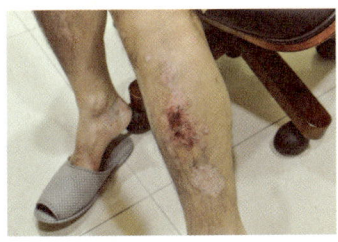

오스피츠 사인

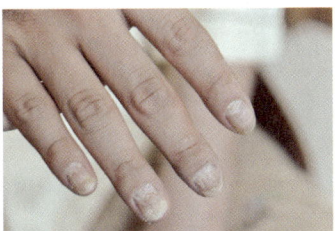

네일 피팅

건선 치료과정

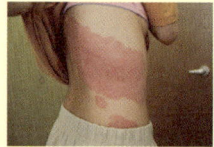
1. 옆구리 부위에 발생한 건선으로 오랫동안 스테로이드 연고와 보습로션으로 관리해오다가 건선 발진이 전신으로 퍼져가는 과정에서 내원한 20대 여성의 옆구리 사진이다. 판상형 건선으로 피부층이 두터워져 있고 각질이 환부를 덮고 있다.

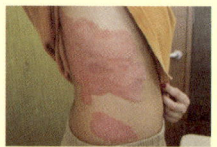
2. 한약치료와 약침치료, 침치료를 통해서 손상된 피부층이 점점 재생되면서 건선 각질이 점점 줄어들고 있는 과정이다.

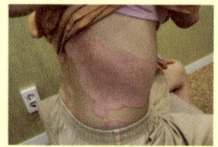
3. 피부층이 정상적으로 재생되면서 붉은색의 염증이 점점 희미해지고 건선 환부가 얇아지는 치료 과정이다.

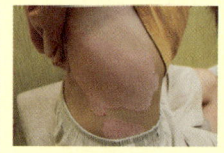
4. 붉은 색의 염증이 줄어들고 있다. 건선 피부층도 점점 얇아져가면서 초기에 두터웠던 각질이 얇아지고 있다.

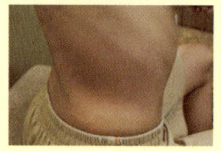
5. 염증 반응이 소실되면서 건선 환부의 피부에서 붉은 색이 거의 소실되고 정상적인 피부가 재생되고 있음을 확인할 수 있다.

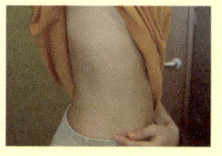
6. 건선 부위의 피부가 정상적으로 재생되고 환부에서 땀이 쉽게 난다. 지속적인 경과 관찰을 통해 일상 생활에서 건선이 재발되지 않도록 주의해야 한다.

※건선이라는 질환 자체를 가볍게 생각하고 치료를 소홀히 하다가 오랜 시간이 지난 후에 한방적인 치료를 위해 내원하는 사람들이 대부분이다. 스테로이드제를 비롯한 장기간의 서양의학적인 치료로 인해서 명현반응이 심하게 나타나기도 하고 치료기간이 1년 이상 길어지는 경우도 많다. 게다가 본인 스스로 난치 혹은 불치라는 생각을 버리지 못하고 오랜 기간 치료하는 것에 대한 확신이 없는 경우도 있다. 따라서 건선 치료 과정을 이해하는 것은 장기간의 건선 치료에 대한 믿음과 확신을 가질 수 있는 출발점이라고 할 수 있다.

환이 저하되면서 나타나는 현상이다. 20~30대에 많이 생기고, 기타 피부질환과 달리 가려움증은 심하지 않다. 하지만 간혹 심한 가려움증을 호소하는 환자들이 있으며, 부분적으로 가려움증이 나타날 수도 있다. 건선이 발생한 지 수년 후 관절통이 나타나는 경우도 있다.

습진

습진은 피부염의 대명사다. 습진은 가려운 피부염의 총칭이며 원인이 밝혀지지 않은 경우가 대부분이다. 또한 그 형태와 양상이 무척 다양하다. 습진은 질환이 습하게 보이는 양상에서 붙여진 이름이지만 만성 습진의 경우에는 습하고 축축한 느낌보다는 바짝 마르고 건조한 양상을 보이기도 한다.

습진은 우리 인체의 피부가 외부로부터 바이러스, 세균, 곰팡이, 다양한 화학물질 등의 자극에 과민하게 반응하여 발생하는 경우가 대부분이다. 물집이 생기거나 붓고, 진물이 나며 딱지가 발생하며 딱지가 앉은 부위를 계속해서 긁게 되는 경우 코끼리 피부처럼 두껍고 거칠어지는 태선화 상태를 가리켜 모두 습진이라고 정의한다.

습진은 피부 어느 부위에서나 발생할 수 있다. 자극과 접촉이 많은 손과 발은 물론이고 생식기 부위와 유방과 유두를 비롯하여 두피에까지 발생할 수 있다. 습진의 종류는 무척 다양하며 주부습진, 화폐상 습진(동전모양 피부염), 유두 습진, 유방 습진, 한포진, 접촉성 피부염, 사타구니(샅) 습진, 건성습진 등으로 구분된다.

주부습진

주부습진은 손에 발생하는 습진으로 물이나 세제, 비누 성분 등에 장기적으로 과도하게 노출되어 피부 보호막이 파괴되어 손이 건조해지고 손가락 끝과 손톱 주변의 피부가 얇아지거나 갈라지는 자극성 습진 질환이다.

주부습진은 출산 이후에 잘 발생하며 음식점 주방이나 미용업에 종사하는 사람들에게서 쉽게 발생한다. 습진이 있는 상태에서 장기적으로 손의 상처 부위가 노출되면 세균이나 바이러스 등에 의한 2차감염이 동반될 수 있다. 또한 주부습진을 앓고 있는 사람들 중에 아토피 피부염의 병력이 있는 경우가 많으며 때로는 알레르기성 피부염을 동반하기도 한다.

주부습진은 손에 붉은 반점과 비늘을 동반한 습진이 나타

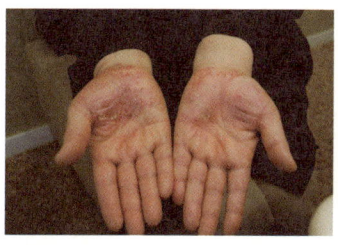

양손바닥에 발생한 전형적인 주부습진

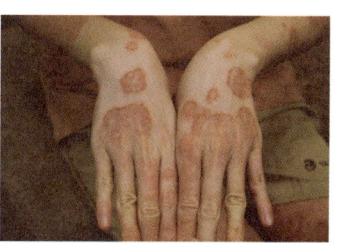

주부습진이 악화되어 손등에 발생

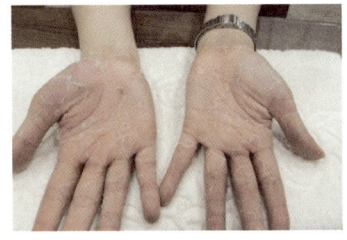 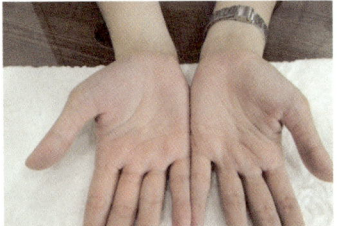

양손바닥에 생긴 주부습진으로 내원하여 치료한 30대 여성(전/후)

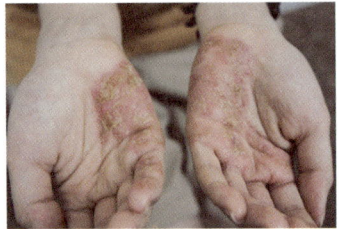 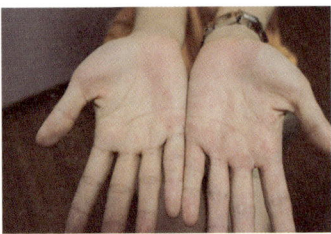

습진이 심하여 손을 펴지 못하는 상태에서 내원하여 치료 후 손바닥과 손가락을 자유롭게 움직일 수 있게 된 40대 여성(전/후)

나며 건조감을 느끼기 쉽다. 경우에 따라서 부어오르거나 물집, 진물이 동반되기도 하며 심한 경우 손등으로 확산되는 경우도 있다. 손이 딱딱하고 두꺼워지며 뻣뻣하게 되면서 심한 가려움을 동반하며 손을 사용하는 일을 할 수 없는 불편이 초래될 수도 있다.

계절적으로 주부습진은 춥고 건조한 겨울철에 악화되며 만성적인 경과를 보이는 경우가 많다. 반면에 습기가 많고 더운 여름철에는 손에 발생한 상처를 통해 진균과 세균감염으로 고생하는 경우도 있다.

접촉성 피부염

접촉성 피부염은 외부 물질과의 접촉에 의하여 발생하는 습진성 피부염이다. 예를 들어 이미테이션 귀걸이를 착용한 이후에 귀에 염증이 발생하거나 바지의 후크 같은 쇠붙이로 인해 생기는 가려움증이나 습진 등이 접촉성 피부염에 해당한다.

접촉물질 자체의 자극에 의해 생기는 원발성 접촉성 피부염과 접촉물질에 대한 알레르기 반응이 나타나는 경우에 발생하는 알레르기성 접촉성 피부염으로 구분된다. 일상에서 인공화학품들이 범람하면서 특이한 물질에 대한 피부의 노출이 많아지면서 점점 증가하고 있는 피부질환이다.

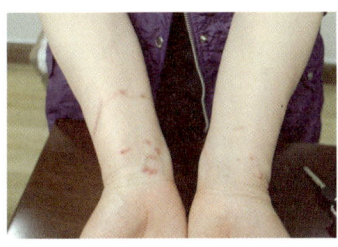 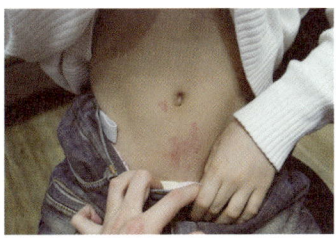

옻독에 의한 접촉성 피부염   벨트에 의한 접촉성 피부염

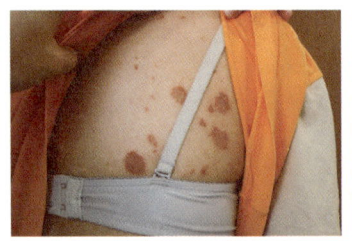
브래지어에 의한 접촉성 피부염

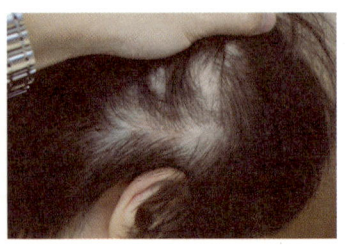
염색약에 의한 접촉성 피부염

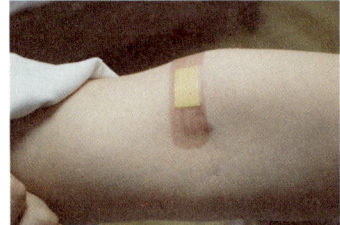

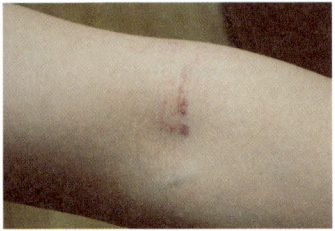
상처를 보호하기 위해 밴드를 붙인 이후 발생한 원발성 접촉성 피부염

　　원발성 접촉성 피부염은 일정한 자극을 지속적으로 반복해서 받게 되는 경우 발생한다. 원발성 접촉성 피부염은 원인 물질의 종류를 파악하여 자극적인 요인을 개선해야 한다. 하지만 원인물질에 접촉했다고 해서 모든 사람들에게 동일한 양상으로 발생하는 것은 아니다. 피부 각질층의 상태, 연령, 자극 부위, 체질 등에 따라서 반응 양상이 다양하며 심한 편차가 있다. 황산과 같은 강산이나 강알칼리성의 화학물질에 의한 피부염, 주부습진, 기저귀 발진 및 특이한 물질을 계속

해서 접촉하는 직업군에게 발생하는 피부염 등이 이에 해당한다.

알레르기성 접촉성 피부염은 식물, 금속, 화장품, 방부제, 약제, 고무, 합성수지 등 많은 원인 물질이 존재할 수 있다. 식물들 중에서 가장 흔한 것은 옻나무이다. 옻나무 즙뿐만 아니라 옻칠을 사용한 경우와 옻닭을 먹은 이후에 전신적으로 발생하는 경우도 있다. 금속 중 알레르기성 접촉성 피부염을 일으키는 대표적인 물질은 니켈, 크롬, 코발트 및 수은 등이 있다. 브래지어와 벨트의 착용으로 인해 발생할 수 있으며 머리에 염색을 한 이후에 발생하는 피부염 등이 알레르기성 접촉성 피부염에 해당한다.

사타구니 습진

사타구니 습진은 사타구니 피부에 진균의 감염으로 인해 발생하는 피부질환이다. 성인 남성들에게 흔히 발생하지만 최근에는 성인 여성의 발생률도 증가하고 있다. 발 무좀이나 손발톱 무좀을 앓고 있는 경우에 진균이 퍼져 생기는 경우가 많다. 계절적으로 덥고 습한 여름에 흔히 발생한다. 초기 경증의 경우에는 여름철에 악화와 호전을 반복하지만, 증상이

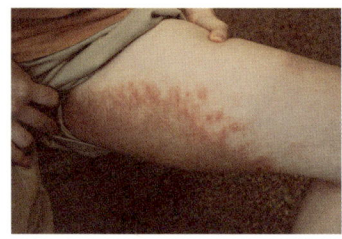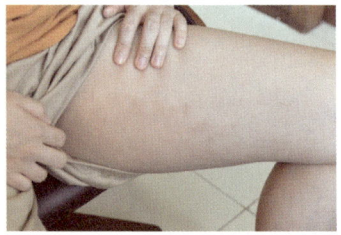

사타구니 습진으로 인해 허벅지까지 습진이 퍼진 20대 후반 여성(전/후)

만성화되고 악화되면 비단 여름철뿐만 아니라 다른 계절에도 계속될 수 있다.

    사타구니에 경계가 분명한 바퀴 모양 혹은 반달형의 홍갈색 인설(비늘)성 반이 발생한다. 경계 부위는 소수포, 구진, 농포로 이루어지는 반면, 병변의 중앙부는 인설과 색소침착이 발생한다. 환부가 점점 다른 부위로 넓어지면서 회음부나 항문 주위 혹은 허벅지까지 퍼질 수 있다. 일반적으로 심한 가

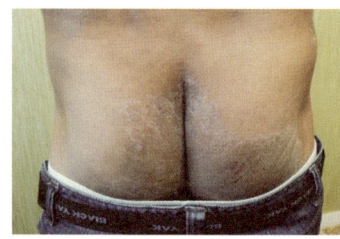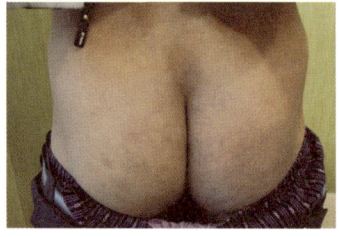

사타구니 습진으로 인해 엉덩이까지 습진이 퍼진 40대 후반 남성(전/후)

려움증이 동반되는 경우가 대부분이다.

  꽉 조이는 옷을 피하고 사타구니 부위가 시원하고 건조하게 유지되도록 하며, 비만인 경우에는 체중을 감량하여, 피부가 접히는 상황을 최소화하는 것이 좋다. 발 무좀이나 발톱 무좀을 함께 치료하는 것도 중요하다.

유두 습진

  유두 습진은 유두와 유륜 부위에 주로 발생하는 습진성 피부염이다. 초기에 환부가 붉어지다가 만성화되는 과정을 통해서 점점 검붉은 색으로 변하고 색소침착이 발생한다. 초기에 경계가 분명한 발진이 점점 주변 조직으로 퍼지면서 유두와 유륜뿐만 아니라 유방 전체로 확대되는 경우도 많다.

  유두 습진의 경우 다른 부위에 발생하는 습진과 달리 대부분의 경우에서 진물을 동반한다. 손발이나 얼굴 등의 부위는 홍반이나 홍조의 상태에서 습진이 악화되지 않는 경우가 대부분이다. 하지만 유두 습진의 경우에는 초기 경우를 제외하고 대부분 진물을 동반하는 경우가 많다.

  유두가 짓무르고 헐어서 분비물이 달라붙어서 내원하거나 염증 부위가 넓어져서 유두와 유륜 및 유방의 구분이 안

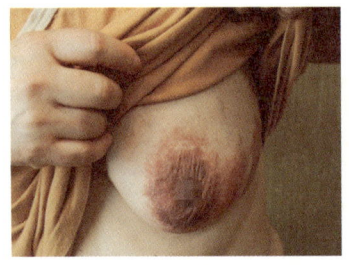 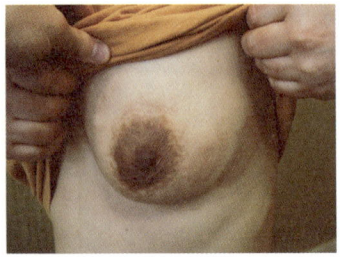

유두 습진으로 인한 진물과 각질로 유두와 유륜의 경계가 확인되지 않는 상태에서 내원한 30대 초반 여성(전/후)

되는 경우, 심지어 유두와 유륜이 변형된 경우도 있다. 유두와 유륜의 변형이 심한 경우에는 습진의 치료가 끝난 이후에도 변형이 영구적으로 남을 확률이 크기 때문에 무엇보다도 조기치료가 중요하다.

유두는 한의학적으로 위장 경락이 지나가는 부위다. 실제로 유두 습진을 앓고 있는 경우 위장의 기능, 즉 소화기 계통이 약해져 있는 사람들이 많다. 따라서 유두 습진의 치료를 위해서는 소화기능을 회복하도록 도와주는 치료가 무척 중요하다.

화폐상 습진 (동전모양 피부염)

화폐상 습진은 이름 그대로 동전모양의 만성 염증성 피부질환이다. 현재까지 직접적인 원인은 정확히 밝혀져 있지 않고, 다양한 초기 피부질환으로 인해 악화된다고 알려져 있다.

이 질환은 주로 나이가 많고, 건조한 피부를 가진 사람에게 자주 나타나며, 여성보다는 남성에게서 빈번하게 나타난다. 또한 겨울철에 악화되는 경향이 있다.

초기에는 작은 홍반으로부터 시작하며 병변이 커지고 서로 융합하여 지름이 10cm 이상 되는 경우도 있다. 급성기에는 병변이 습윤해지고 진물이 흐르며, 가려움증을 심하게 느끼게 된다. 이후 만성기에는 가피를 형성하고 인설과 태선화 반응을 보인다.

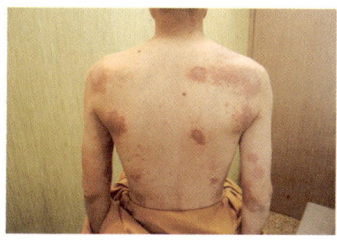 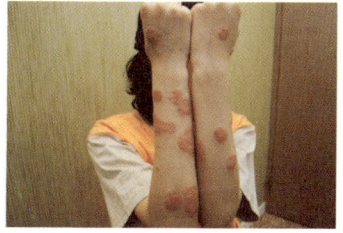

화폐상 습진의 다양한 증상

대부분 만성화 단계를 거치며 악화와 재발을 반복하는 경향이 있다. 게다가 화폐상 습진을 앓고 있는 경우에 방광염, 편도선염 등 다른 질환을 동반할 수 있으며, 이러한 질환을 치료하면 화폐상 습진도 함께 좋아지는 경우가 많다.

화폐상 습진의 원인은 정확하게 밝혀지지 않았다. 다만 그 원인으로 세균, 바이러스, 진균 등의 감염, 금속 알레르기, 곤충 교상(곤충에게 물린 상처), 유전 요인 등이 거론되고 있다. 이 외에도 피부 건조, 정서적 긴장, 음주 등도 밀접한 연관성을 가지고 있다. 화폐상 습진은 나이 많은 사람의 건조한 피부에서 발생 빈도가 높은 것으로 알려져 있으며 주로 발병하는 연령은 55~66세이다. 여성의 경우에는 15~25세에 발병하는 경우가 많다.

대부분의 환자들이 심한 가려움증을 호소한다. 특히 피부

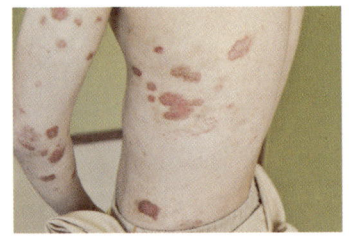 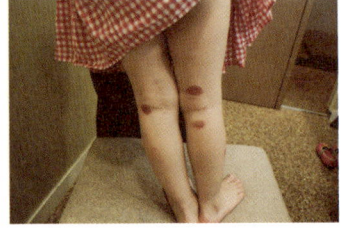

화폐상 습진의 다양한 증상

가 건조해져서 얇은 균열이 생기고 몸이 따뜻해지면 가려움증이 동반된다. 이때 손으로 긁게 되면 습진 증상인 붉은 구진이 발생하여 동전모양의 습진이 되어 전신으로 퍼져나간다. 따라서 가급적이면 긁지 않아야 증상이 전신으로 확산되는 것을 막을 수 있다.

또한 환경, 습관, 직업, 스트레스, 기타 피부질환 등을 살펴보고 원인을 제거해야 한다. 아토피 피부염을 앓고 있는 사람들 중에 화폐상 습진 증상을 함께 동반하고 있는 경우가 많은데, 이들에게는 장기적인 치료가 필요하다.

화폐상 습진의 증상은 다음과 같다.

초기에는 홍반성 구진과 소수포로 나타나며 이러한 병변은 커지고 융합되어 동전 모양 형태로 드러난다. 직경은 2~5cm 정도이나 10cm 이상 되는 경우도 있다. 등, 발등, 하

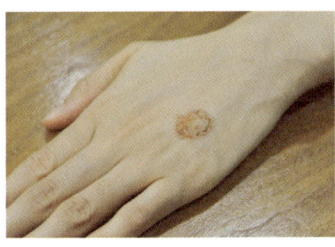 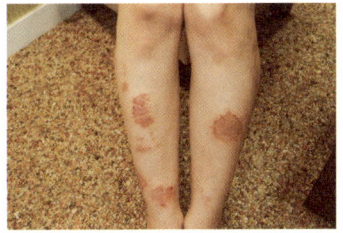

화폐상 습진의 다양한 증상

화폐상 습진 치료과정

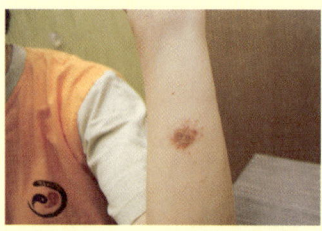

1. 온몸에 화폐상 습진을 앓고 있는 환자의 팔이다.

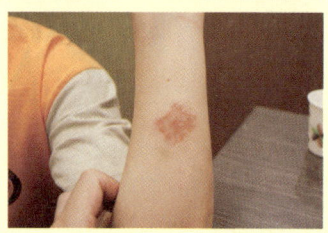

2. 한약치료와 약침치료를 시작한 후 보름 뒤. 환부가 점점 넓어지면서 발진이 심해진다.

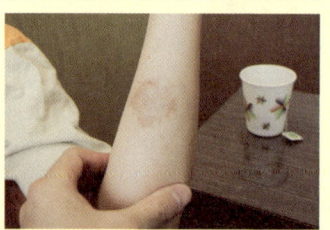

3. 환부가 더 이상 넓어지지 않고 환부에서 새로운 피부가 재생되며 발진이 점점 줄어든다.

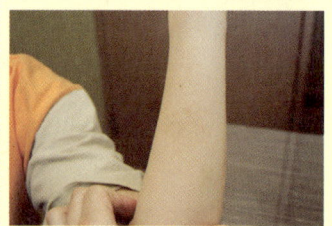

4. 환부의 발진이 대부분 사라지고 색소 침착된 부위가 일부 남아 있다.

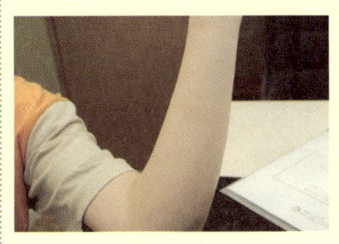
5. 색소 침착된 부위가 정상적인 피부로 재생되어 재발하지 않는다.

지의 신축부, 상지, 체간부 등에서 주로 발생한다. 계절적으로는 겨울철에 악화되며, 피부기능이 저하된 나이 많은 사람의 건조한 피부에서 발생 빈도가 높다.

화폐상 습진을 앓고 있는 사람들 중 대다수가 편도선염, 방광염, 축농증 등의 세균, 진균 등에 의한 질환을 함께 가지고 있다. 따라서 세균, 진균에 반응하는 인체의 피부 면역력을 높이는 치료를 통해서 함께 호전되는 경우가 대부분이다.

화폐상 습진의 치료

초기 치료과정에서 환부가 넓어지고 진물이 발생하며 가려움증이 증가하는 경향을 보인다. 환부가 낫기는커녕 습진 부위가 점점 더 증가하기 때문에 치료과정을 잘 이해하지 못할 경우에는 불안감이 생기고 치료를 중도에 포기하는 사태가 발생한다. 이러한 반동현상은 치료 시작 후 한 달 이내에 가장 심하게 발생하며 시간이 지날수록 차츰 안정화 단계에 접어든다.

반동현상이 진행되는 동안 진물과 딱지 생성이 반복되는 것은 자연스러운 일이다. 이는 이미 손상된 표피 세포층이 진물의 형태로 배출되는 것이며 진피층에서 건강한 피부 세포층이 새로 형성되는 것을 의미하기 때문이다.

이러한 반동현상은 과거 스테로이드제를 사용한 치료 이력과 깊은 연관성을 가진다. 과거 오랫동안 스테로이드 제재를 사용하였거나 짧은 기간이라도 다량의 스테로이드 제재를 사용한 경우에는 반동현상이 심하게 나타난다. 따라서 초기 치료과정에서 반동현상이 심한 경우에는 집중적으로 치료를 받으면서 위기순간을 잘 극복해야 한다.

지루성 피부염

지루성 피부염이란 피지선의 활동이 증가된 부위에 발생하는 만성 습진성 피부염이다. 피지의 과다 분비로 인해 얼굴에 기름기가 많아지고, 붉어지며, 가렵고, 각질이 동반되는 특징이 있다. 주로 두피, T-zone(양 눈썹 사이와 코), 눈썹, 코 옆, 귀밑머리, 가슴 부위, 겨드랑이 부위, 배꼽 등 피지 분비가 왕성한 곳에서 발생한다. 20~40대에 주로 나타나며, 전 인구의 1~3% 성인에게서 발생하는 피부질환이다. 증상의 호전과 악화가 반복되는 특징이 있다.

지루성 피부염의 원인

지루성 피부염의 서양의학적인 원인에 대해 여러 가설이 제시되고 있지만 정확한 원인은 아직까지 밝혀지지 않고 있다. 다만 병명에서 알 수 있듯이 여러 가지 자극에 의한 피지의 과다 분비가 주요 원인으로 지적된다. 지루성 피부염의 유병률이 유아기가 지난 뒤 감소하다가 피지선의 활동이 활발해지는 사춘기에 이르러 다시 높아진다는 점, 그리고 발생 부위가 주로 피지선이 발달한 곳이라는 점, 그리고 피지 분비를 줄이는 약을 복용하면 일시적으로 증상이 호전된다는 점 등이 이를 뒷받침한다.

환자 개개인의 체질적, 심리적, 음식에 관련된 원인이 복합적으로 작용하여 나타나므로 진맥과 체질감별을 통해서 그 원인을 정확하게 밝혀내는 것이 한의학적인 지루성 피부염

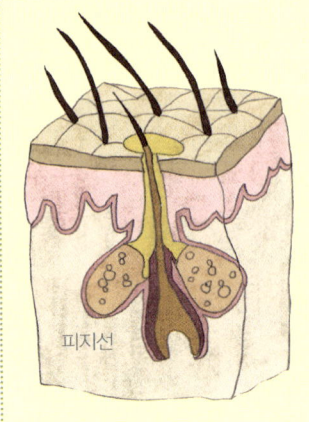

피지선이란?
손발바닥, 발등, 아랫입술을 제외한 전 피부에 분포하며, 특히 두피와 T-zone 부위에 많이 분포한다. 피지선에서 생산된 피지는 모공을 통해 배출되는데, 피지분비가 왕성한 곳일수록 모공의 크기가 크다.
피지의 분비는 호르몬의 영향을 많이 받는데, 주로 남성호르몬인 안드로겐은 피지의 분비를 촉진하고, 여성호르몬인 에스트로겐은 피지의 분비를 억제하는 작용을 한다. 또한 나이와 정신적인 스트레스, 질병에 따라서도 영향을 받는다. 피지선의 과잉자극으로 인해 피지가 과다 분비되고 모공이 수축되어 피지가 원활하게 배출되지 못하여 지루성 피부염이 발생한다.

치료의 시작이다.

지루성피부염의 증상

지루성 피부염은 피지 분비가 왕성한 곳에 발생한다. 두피, 이마, 코, 콧방울 주변, 입술, 눈썹, 귀 뒷부분, 가슴(흉골부위), 겨드랑이, 유방하부, 사타구니, 엉덩이 등에 잘 생긴다. 흰색, 노란색 혹은 적색을 띠는 기름기의 인설성 반과 구진이 나타나며 경계가 확실하다.

다음에 제시된 부위 중 얼굴과 두피의 지루성 병변이 있는

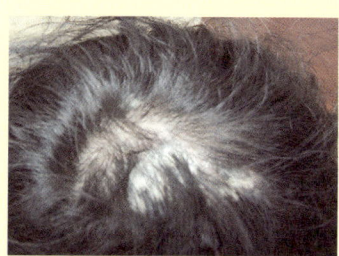

1. 지루성 피부염의 가장 가벼운 증상이 비듬(마른버짐)이다.

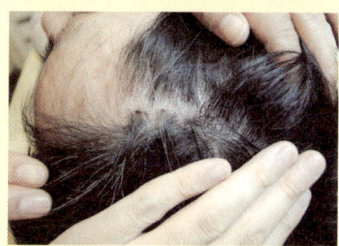

2. 지루성 피부염은 전신으로 나타날 수도 있으나 흔히 발진이 한 부위에 국한되어 두피, 귀, 얼굴, 가슴 부위 또는 배꼽 부위에서 제한적으로 발생한다.

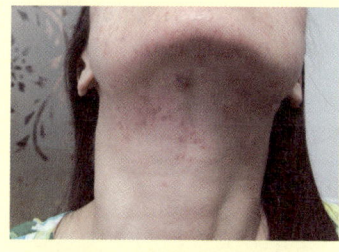

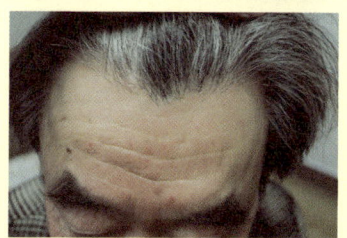

3. 얼굴에서는 흔히 미간, 코와 입술 사이의 주름 부위와 콧방울에 붉은 병변과 함께 황적색의 인설이 발생한다.

경우 지루성 피부염으로 진단한다. 만약 얼굴과 두피의 증상 없이 다른 부위에만 증상이 있는 경우에는 다른 피부질환일 수도 있다. 일반적으로 기름기가 있는 피부 각질층이 탈락하는 것을 특징으로 여러 가지 모양의 붉은 반점이 발생한다. 통증은 없으나 증상의 악화와 호전을 반복하며 가려움증을 동반한다. 두피에서 가장 흔하게 발생하는데, 비듬 같은 쌀겨 모양의 표피탈락이 발생하며 두피 전체로 확대될 수 있다.

두피

증상이 심할 경우 지성의 인설(각질, 비듬)이나 발진, 진물, 두꺼운 비듬이 동반되며 이마, 귀, 목까지 퍼질 수 있다. 심한 경우 두피 전체가 악취와 함께 지저분한 가피로 덮일 수 있다. 특히 뒷머리쪽과 귀밑머리 등에 심한 가려움이 발생한다. 흔히 건성 비듬(마른 비듬)만 있는 경우 지루성 피부염이 아니라고 생각하지만 건성 비듬이 가피를 이루고, 오랜 기간 비듬이 지속될 경우 지루성 피부염의 두피 증상으로 간주한다. 건성 비듬을 방치할 경우, 지루성 두피의 전형적인 증상으로 점차 발전하는 경향을 보인다.

눈 주위

눈썹에 쉽게 생기며 피부는 붉은색을 띠고 가려움과 황색의 각질이 발생한다. 눈꺼풀의 가장자리는 붉은 과립상을 띠며 각질이 나타나는 안검염이 생길 수 있으며 결막은 가끔 충혈된다. 아토피 혹은 알레르기성 결막염 등과 감별을 필요로 한다. 아토피나 알레르기의 경우에는 병변 부위가 매우 건조해 보이고 각질이 심하게 일어난다. 반면 지루성 피부염의 경우 눈꺼풀이나 눈 밑, 눈썹 부위에 과립상을 띠며, 붉게 충혈이 잘된다. 지루성 피부염의 경우에는 병변 부위가 건조해 보이기보다는 붉게 충혈된 양상이 더 심하다.

미간

붉은색의 홍반과 미세한 각질이 생기며 눈썹 내측 끝의 주름진 피부에서 균열이 동반된다. 흔히 눈썹 사이에 비듬과 같은 각질이 생기는 증상을 말한다. 눈썹 속에 각질이 일어나고 가렵고, 염증이 생기면서 심하면 진물도 생긴다. 심한 경우 미간의 주름 부위가 충혈이 심

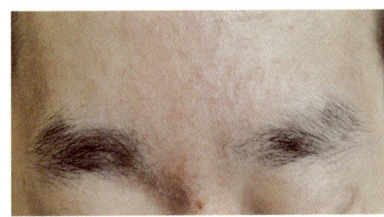

해지면서 매우 가렵다.

귀

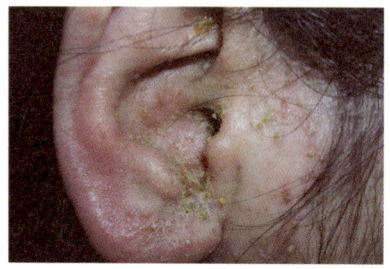

지루성 피부염의 병변 중 매우 특징적인 소견은 바로 귀에 나타나는 증상이다. 귓바퀴에 많은 각질이 발생하게 된다. 또한 귀 뒷면의 접히는 부위에도 각질이 많이 생기면서 진물이나 가려움을 동반하는 경우도 있다.

진균감염으로 인한 외이도염으로 오진될 수 있으며, 귀와 귀 주변부에 진물이나 부종이 생길 수 있다. 일반적으로 각질이 심하게 생기는 경우가 많다.

안면

뺨과 코, 광대뼈 주위에 구진성 발진이 나타나며 지속적으로 붉은색의 홍반이 발생하면 이를 '이상지루'라고 한다. 흔히 지루성 피부염을 호소하는 환자들의 경우 얼굴에 병변이 나타나고서야 병원을 찾는다. 얼굴이 붉어지고, 가렵고, 각질

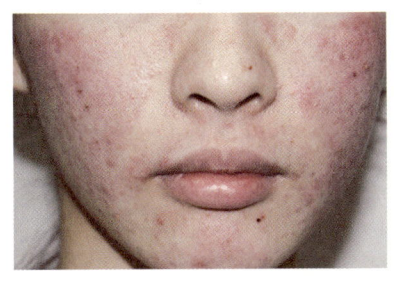
이 심하게 발생하는 것이 특징이다. 흔히 말해서 얼굴이 울긋불긋 하면서 술을 먹은 사람처럼 보인다.

광대뼈와 코 사이에서 특히 잘 발생한다. 광대뼈와 코 사이의 주름이 생기는 부위에 붉은 홍반이 발생하고, 심한 가려움을 호소하며, 따갑게 느껴지는 이상감각이 생길 수 있다. 각질이 발생하는 경우도 있고, 좁쌀이나 콩알만 한 홍반이 생기는 경우도 있다. 코의 경우 콧방울 아래가 붉게 충혈되는 증상이 가장 흔하다. 콧방울 아래가 가벼운 자극에도 붉게 충혈되고, 심한 가려움을 느끼게 된다. 뺨의 경우 넓은 범위에 걸쳐 붉게 충혈되고, 가렵고, 각질이 발생한다. 심한 경우 홍반이 여드름의 형태를 띠기도 한다.

몸

가슴 부위에 홍반이 잘 생긴다. 가슴 부위 흉골 전면에 전형적으로 나타난다. 가려움을 동반한 홍반이 생기는 경우도 있다. 가슴에 생기는 지루성 병변의 경우 여드름과 감별하는

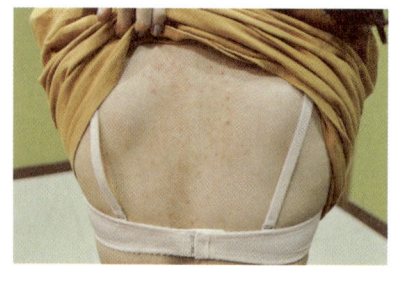
것이 중요하다. 일반적으로 여드름의 경우에는 여드름씨가 발생되나, 지루성 피부염의 경우 농만 존재할 뿐 씨가 발견되지 않는다.

안면홍조

사람들은 흔히 일상생활에서 화가 나거나, 창피함을 느끼는 경우 또는 흥분하게 되는 경우에 감정의 변화로 인해 얼굴이 붉어진다. 술을 마시거나 더위나 추위 같은 기후의 변화에도 얼굴이 붉어질 수 있다.

　이러한 생리적인 현상을 넘어서 유독 그 증상이 심하거나 반복해서 나타나는 경우가 있다. 남들보다 얼굴이 더 쉽게 붉어지고 화끈거리며 붉은 상태가 오래 지속되는 증상을 안면홍조라고 한다.

　안면홍조는 피부 내 모세혈관이 확장되어 발생하는 만성

혈관질환이다. 안면홍조 증상이 악화되어 피부 표면에 모세혈관이 눈에 보일 정도로 늘어나 평소에도 붉게 비치는 모세혈관 확장증을 동반할 수 있다.

얼굴 부위는 인체의 다른 피부 조직에 비해 혈관 분포가 상대적으로 발달되어 있다. 안면홍조가 있는 사람들의 경우 정상인에 비해 피부가 얇고 혈관이 취약해서 조그마한 심리적, 외부적 자극에도 혈관이 쉽게 확장되어 붉어지는 안면홍조가 발생한다.

얼굴, 목, 머리 혹은 가슴 부위의 피부가 갑작스럽게 붉어지는 것이 주요 증상이다. 이러한 부위에서 시작되어 전신으로 열감이 퍼지고 땀이 나는 증상이 함께 동반되기도 한다. 그리고 심장 박동이 빨라지며 가슴이 답답하고 숨이 막히는 증상이 동반될 수도 있다.

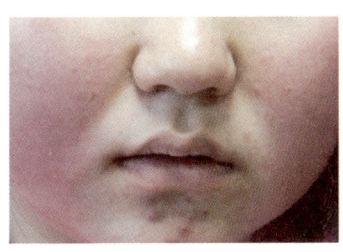
양볼에 발생한 안면홍조

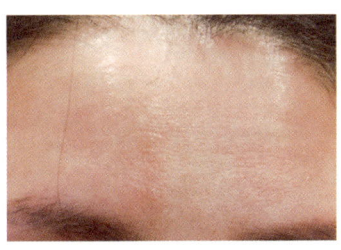
이마에 발생한 안면홍조

안면홍조는 사회생활에서 자신감을 저해하고 불필요한 오해를 불러일으킬 수 있기 때문에 사람들이 민감하게 생각하는 피부 질환 중 하나이다. 최근 안면홍조 환자가 급속하게 증가하고 있는 것은 과로와 스트레스의 증가 및 운동부족, 서양식 식습관 등을 원인으로 지적할 수 있다.

안면홍조의 지속 시간이나 발생 빈도는 각 개인의 체질과 부위에 따라 조금씩 차이가 난다. 하지만 분명한 사실은 안면홍조 증상의 지속 시간이 길어지고 하루에도 수차례 얼굴이 붉어지는 횟수가 증가할수록 점점 만성화되는 경향이 있다.

안면홍조는 일상생활의 사소한 습관이나 기후 변화 및 화장품 사용, 과도한 열자극 등에 예민하게 반응하여 나타난다. 따라서 치료과정에서 일상생활 관리는 보다 빠른 치료 경과를 위해 중요하다. 상식처럼 알려져 있는 정보 중에 잘못된 의학적인 정보 또한 많다. 예를 들어 안면홍조를 치료할 때는 운동이나 반신욕, 사우나를 자제해야 한다고 알려져 있지만 초기 치료 단계를 지나면 적극적인 운동과 반신욕, 사우나 등이 오히려 피부 세포의 재생에 도움이 되는 경우도 많다. 따라서 자신의 피부 유형과 체질을 정확히 진단 받은 이후에 일상생활 관리와 식이요법을 실천해야 한다.

안면홍조(지루성 피부염)의 치료

인체의 피부 조직은 일정 기간을 주기로 표피의 각질층이 사라지고 진피 내부에서 새로운 피부 세포가 끊임없이 재생되는 구조이다. 따라서 아무리 좋은 화장품과 시술을 통해 피부 관리를 하더라도 진피층 내부에서 피부 세포가 끊임없이 재생할 수 있는 구조가 뒷받침되지 않으면 일시적 효과에 그친다. 오히려 피부를 더욱 민감하게 하는 자극요인이 될 수 있다. 진피층 내부에 존재하는 피부 세포의 재생을 위해서는 피부 세포에 산소와 영양분을 공급하는 모세혈관의 혈액순환 체계에 근본적 해결책이 필요하다.

레이저를 비롯한 현대의학적인 시술을 받은 후 만성적으로 재발되는 안면홍조로 인해 한의원을 찾는 경우가 많다. 이런 경우에는 피부가 아주 얇아져 있고 민감하게 변해 있다. 따라서 일반인들에 비해 더욱 많은 치료 시간과 정성이 필요하다.

안면홍조는 피부에 관련된 질환이지만 안면홍조가 발생하는 원인은 내장기를 비롯한 우리 인체의 전반적인 문제라는 것이 바로 한의학적인 관점이다. 피부는 내부 장기의 건강 상태를 반영하는 거울이라는 말이 있듯이 얼굴에 나타난 안

안면홍조 치료를 위한 생활 수칙

1. 급격한 온도 변화를 피해야 한다.

2. 초기 치료시 뜨거운 물로 세안, 사우나를 피해야 한다. 치료가 중반기로 접어들면 오히려 반신욕이나 사우나가 필요하다.

3. 초기 치료시 가급적 자외선 차단제를 사용하지 않는 것이 좋다. 부득이하게 자외선 차단제를 사용하는 경우에 최소한으로 사용해야 한다.

4. 과도한 스크럽(미세한 알갱이를 이용해 피부를 가볍게 문질러 각질을 제거하는 방법)의 사용을 자제해야 한다.

5. 기름진 음식과 자극적인 음식을 삼가야 한다.

6. 차가운 물이나 음료수 및 아이스크림 등은 피한다.

7. 화장품을 새로 사용할 때에는 테스트를 먼저 해봐야 한다.

8. 이중 세안은 피부에 과도한 자극을 줄 수 있으므로 세안은 한 번으로 끝낸다.

9. 겨울철 외출시에는 목도리나 마스크를 착용하여 찬바람을 직접 쐬지 않도록 한다.

10. 안면홍조가 발생한 부위를 손으로 만지는 등의 접촉을 피해야 한다.

면홍조의 치료를 위해서는 지속적으로 내부 장기에서 독소를 발생하는 원인을 제거해야 한다.

결론적으로 안면홍조의 치료는 피부 내부의 혈액순환을 개선시켜 피부 세포가 정상적으로 재생될 수 있도록 하며 모세혈관 속의 염증과 독소를 제거하는 것이다. 동시에 내부 장기에서 독소를 발생시키는 근본적인 원인을 제거하는 치료가 동시에 이루어져야 한다. 진피층 모세혈관의 혈액순환과 독소의 배출이 원활하게 이루어져야만 피부는 맑고 깨끗하게 유지될 수 있다.

안면홍조(지루성 피부염)를 앓고 있는 환자들 중에는 초기에 안면홍조를 가볍게 생각하고 치료를 소홀히 하다가 오랜 기간이 지난 후에 찾아오는 경우가 많다(안면홍조와 지루성 피부염은 함께 발생하는 경우가 대부분이다). 따라서 치료과정에서 리바운딩 반응이 나타날 수도 있고 예상 외로 치료기간이 길어질 수도 있다.

안면홍조의 치료과정은 체질과 부위 혹은 병력에 따라 달라진다. 초기 안면홍조가 발생한 부위가 다른 부위에 비해 가장 늦게 치료되는 경우가 많다. 초기 안면홍조가 발생했던 부위가 다른 부위에 비해 만성화, 중증화되어 있기 때문이다.

안면홍조(지루성 피부염) 치료과정

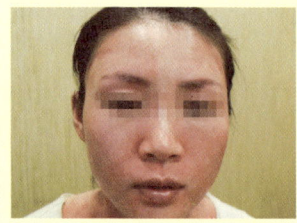
1. 치료시작

1. 2년 전부터 오른쪽 얼굴의 아랫 부분에 홍조가 발생하여 악화와 호전을 반복하던 중 과로와 스트레스로 인해 얼굴과 목 부위까지 안면홍조와 지루성피부염이 발생한 30대 여성이다.

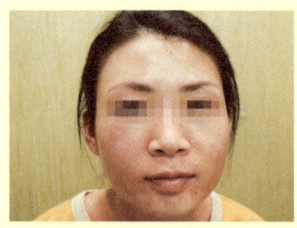
2. 치료시작 2주 후

2. 한약치료와 약침치료, 침치료를 통해서 손상된 피부층이 점점 재생되면서 안면홍조와 지루성피부염 증상이 있던 부위가 점점 줄어들고 환부가 점점 얇아진다.

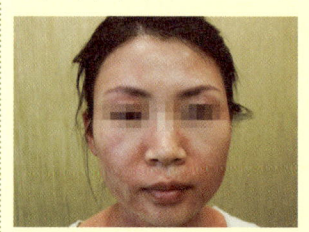
3. 치료시작 4주 후

3. 안면홍조와 지루성피부염 환부가 점점 줄어들면서 조금씩 정상적인 피부로 재생되기 시작한다.

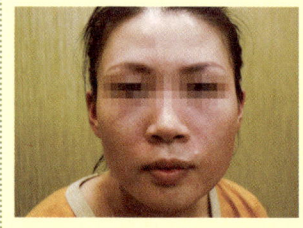
4. 치료시작 5주 후

4. 치료 시작 4주 후의 피부 상태에 비해 부종을 비롯한 안면홍조와 지루성피부염 증상이 더욱 호전되어간다.

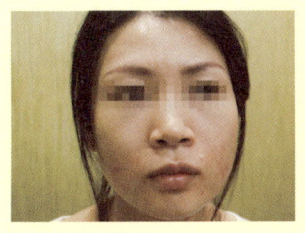

5. 치료시작 7주 후

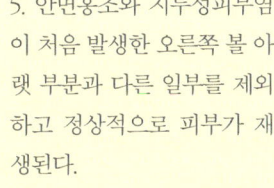

5. 안면홍조와 지루성피부염이 처음 발생한 오른쪽 볼 아랫 부분과 다른 일부를 제외하고 정상적으로 피부가 재생된다.

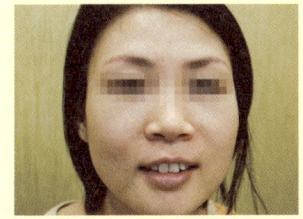

6. 치료시작 9주 후

6. 초기 안면홍조와 지루성피부염이 발생한 부위인 오른쪽 볼 아랫 부분을 제외한 다른 환부는 90% 이상 정상적으로 재생된다.

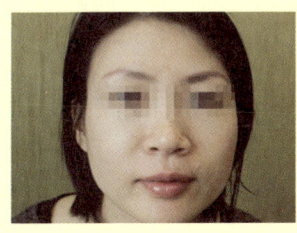

7. 치료시작 10주 후

7. 안면홍조와 지루성피부염이 존재하던 부위의 피부가 정상적으로 재생되고 일상생황에서도 증상이 재발되지 않는 상태가 된다.

사마귀

사마귀는 바이러스성 피부질환의 일종이다. 사마귀는 환부가 대체로 딱딱하고 거칠게 튀어나온다. 신체 어느 부위에나 발생할 수 있으며 손으로 만지는 과정에서 다른 부위로 번질 수 있다. 사마귀는 그 원인에 따라 물사마귀, 수장족저사마귀, 편평사마귀, 심상성사마귀, 성기사마귀 등으로 분류한다.

1. 물사마귀

물사마귀(전염성 연속종)의 모양은 특이하다. 3~6mm정도 크기의 돔(dome) 모양으로 가운데가 배꼽처럼 옴폭하게 들어가 있는 형태를 띤다. 피부에 기생하는 물사마귀 바이러스가 주원인으로 피부각질층이 손상되거나 면역기능이 약화된 경우에 발생한다. 성인보다는 주로 소아에게 많이 발생하며 여아보다 남아에게서 발생 빈도가 높다. 아토피를 동반하고 있는 경우에 아토피 환부를 중심으로 다발하는 경우가 많다.

2. 수장족저사마귀

손바닥, 발바닥 사마귀는 주로 HPV(human papilomavirous) 1

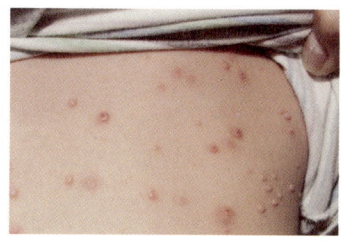 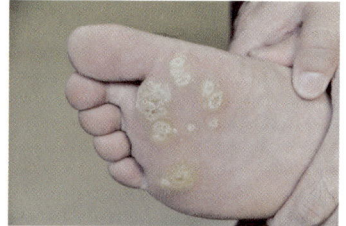

물사마귀　　　　　　　　　수장족저사마귀

형에 의해 발생한다. 발바닥에 생긴 경우 체중에 눌려서 병변이 융기되어 있지 않고 심부에 위치하며 보행시 통증이 동반되기도 한다. 큰 사마귀 주변을 작은 사마귀들이 둘러싸기도 하며 이들이 합쳐져서 덩어리를 이루기도 한다. 사마귀의 각질층을 깎아보면 까만 점을 관찰할 수 있는데 이것이 티눈과 다른 점이다. 대개 족저사마귀를 티눈으로 오인하는 경우가 많다.

3. 편평사마귀

편평사마귀는 HPV(human papilomavirous) 3, 10, 28, 49형에 감염된 사람들 중, 피부면역력이 약한 사람에게서 나타난다. 일반적으로 크기는 2~5mm 정도이며 약간 융기된 편평한 다각형의 모양으로 살색 혹은 옅은 갈색을 띤다. 주로 얼굴과

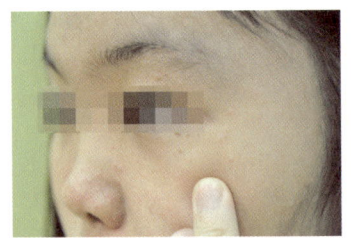
편평사마귀

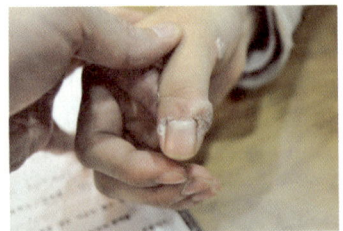
심상성사마귀

사지에 많이 나타나고 목이나 복부 등 다른 부위에도 나타날 수 있으며 얼굴과 몸통에 동시에 나타날 수도 있다. 간혹 여드름, 한관종, 비립종, 섬유성연우, 노인성우췌를 편평사마귀로 오인하여 치료하는 경우가 있으므로 이들 질환과의 감별이 중요하다.

4. 심상성사마귀

심상성사마귀는 HPV(human papilomavirous) 2, 4, 27, 29형에 의해 발생하는데 일반인들이 보통 말하는 사마귀로서 가장 흔하다. 대개 손가락이나 손등, 발가락, 발등에 나타나고 드물게는 입술과 코 주변의 얼굴 부위나 기타 몸통 부위에 발생하기도 한다. 심상성사마귀는 주변과 경계가 명확히 구분되며 표면이 거칠거칠한 각질성 구진 또는 결절의 형태로 나타난다. 표면의 색깔은 회색 혹은 갈색이다.

5. 성기사마귀

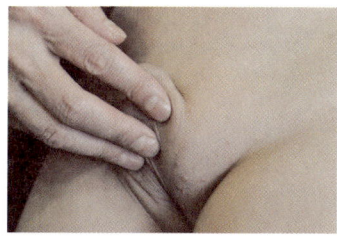

성기사마귀

성기사마귀는 HPV(human papilomavirous) 6, 11, 16, 18형 등 여러 가지 유형에 의해 주로 남녀 생식기나 항문 주위의 피부 및 점막에서 발생한다. 모양은 분홍색 내지 적색의 유두형 돌출로 꽃양배추 모양을 형성한다. 전염력이 강하여 한 번의 성접촉으로 50%가 감염되며, 간혹 악성종양이 될 수 있으므로 주의해야 한다.

사마귀의 치료

사마귀 치료에 있어 중요한 점은 절대로 사마귀를 건드리지 않아야 한다는 것이다. 인체내 바이러스가 제거되면 자연스럽게 사마귀가 떨어지면서 정상적인 피부로 재생되므로 무리하게 자르거나 떼내서 사마귀가 번지는 일이 없도록 해야 한다.

사마귀 치료과정

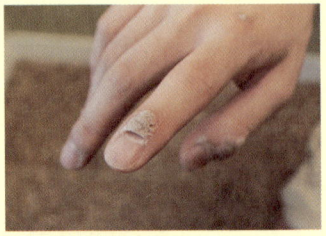

1. 오른쪽 두 번째 손가락 끝 부분에 딱딱하고 거칠게 튀어나온 구진의 형태를 가진 상태에서 찾아온 환자다.

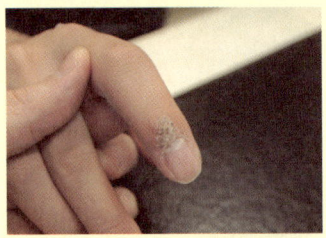

2. 한약치료와 약침치료를 통해서 환부가 점점 좁아지면서 사마귀가 떨어져 나간다.

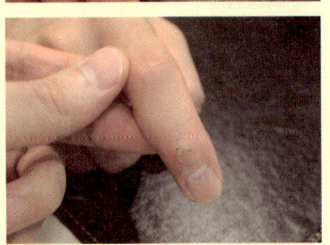

3. 사마귀 환부가 점점 얇아지면서 주변 조직에서부터 새로운 피부가 재생되기 시작한다.

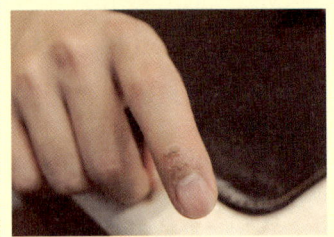

4. 큰 한 덩어리의 환부가 두 개로 나뉘면서 가운데 부분에서 피부가 새로 재생된다.

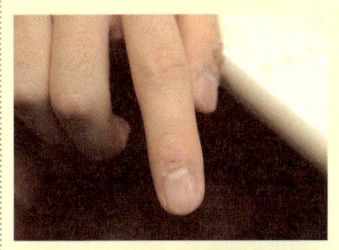

5. 딱딱한 사마귀 환부가 90% 이상 제거된다.

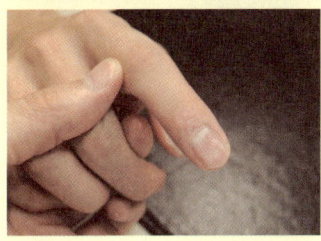

6. 사마귀 환부가 제거되어 새로운 피부가 완전히 재생되었음을 손가락 끝의 주름을 통해 확인할 수 있다.

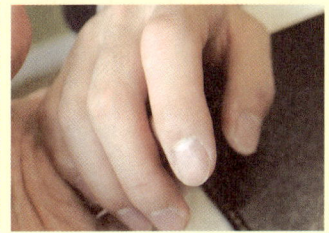

7. 사마귀가 있던 환부가 정상적으로 재생되어 재발되지 않는다.

사마귀는 피부의 면역기능이 약화되어 발생하는 질환이므로 피부 면역력의 회복을 위해 근본적인 치료를 하고 재발을 억제해야 한다. 서양의학적 처치(레이저, 냉동치료등)는 통증으로 인해 치료 자체가 고통스럽기 때문에 최소한의 자극으로 치료하면 좋다. 치료 후 흉터가 남지 않고 정상적인 피부로 재생되어야 한다는 점도 고려해야 한다.

사마귀를 앓고 있는 환자들 중에는 초기 치료를 놓친 이후에 증상이 만성화, 중증화되어 병원을 찾아가는 경우가 많다. 따라서 치료과정에서 리바운딩 현상이 심화될 수도 있고 예상외로 치료기간이 길어질 수도 있다.

한포진

한포진은 특별한 원인 없이 손바닥과 발바닥에 수포(물집)를 형성하는 급 · 만성의 습진성 피부질환이다. 주로 손바닥, 발바닥의 끝부분에서 시작하여 심한 경우 손과 발바닥 전체, 손등, 발등까지 작은 수포가 생길 수 있다. 수포는 일반적으로 투명하지만 심한 경우 붉거나 노란색의 불투명한 색을 띠기도 한다. 초기에는 투명한 깨알 같은 작은 수포가 손발 끝이나 마디 사이, 바닥에서 시작되어 점차 퍼지고 융합되면서 커진다. 심한 경우 손과 발의 경계선을 지나서 손목과 발목 위쪽까지 발생하기도 한다.

한포진으로 손상된 손과 발의 관리가 소홀할 경우 여러

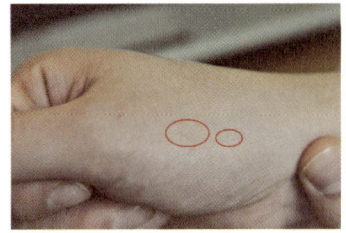
한포진 초기증상

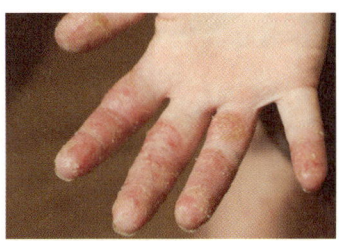
손가락에 발생한 한포진

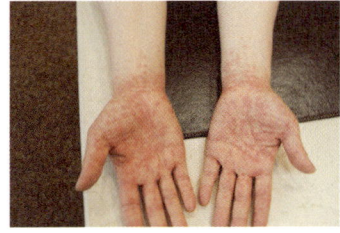
손바닥에 발생한 한포진

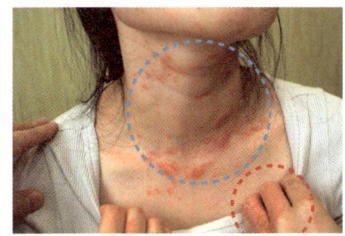
목 주위에 난 한포진

합병증이 유발될 수 있다. 손과 발의 상처를 통해 세균이나 바이러스, 곰팡이 등이 침입하여 다른 피부 질환이 발생하는 경우가 있다. 따라서 한포진의 조기 치료는 이차적인 피부감염을 예방하는 차원에서도 매우 중요하다. 위의 사진은 2년 전 왼쪽 손가락에 생긴 한포진으로 인하여 목과 얼굴 부위까지 이차감염이 발생한 30대 여성의 모습이다. 사진 상에서 왼쪽 손의 한포진을 명확하게 확인할 수 있다.

한포진이 발생하는 원인은 서양의학에서는 아직까지 확실하게 밝혀져 있지 않았다. 대체적으로 스트레스나 손과 발

한포진 치료과정

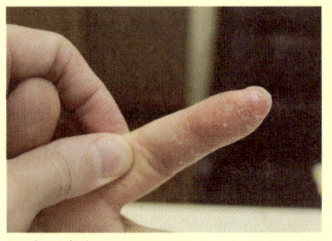

1. 치료시작

1. 왼쪽 손가락에 한포진이 발생하여 악화와 호전을 반복하던 중 심한 가려움을 호소하면서 찾아온 30대 여성 환자이다.

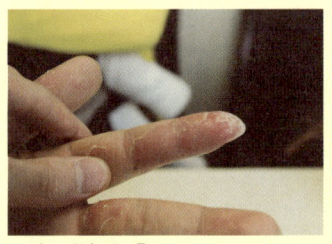

2. 치료시작 2주 후

2. 한약치료와 약침치료, 침 치료를 통해서 손상된 피부층이 각질로 탈락하고 환부가 점점 얇아진다.

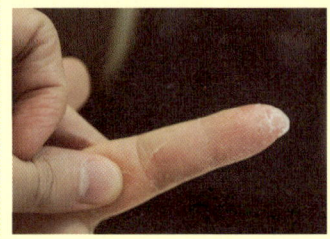

3. 치료시작 4주 후

3. 한포진 환부가 점점 얇아지면서 환부 아래에서 새롭게 피부가 재생되기 시작한다.

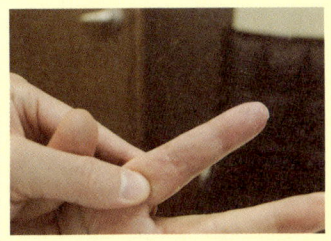

4. 치료시작 7주 후

4. 한포진 환부가 70~80% 이상 회복되며 가려움도 거의 소실되어간다.

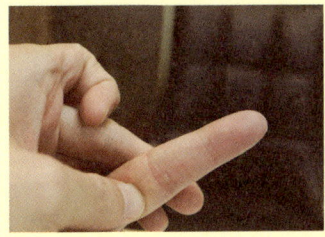

5. 치료시작 9주 후

5. 한포진 환부가 정상적으로 재생되고 가려움증이 소실 된 상태다.

바닥의 다한증, 지속적인 자극과 상처 등이 한포진을 발생시키는 원인으로 알려져 있다. 금속물을 취급하거나 니켈, 크롬, 코발트 등에 반복적으로 노출되는 사람들에게 발생 확률이 높다. 계절적으로 겨울보다 여름철에 병변이 악화되거나 재발하는 경향이 있다. 또한 한포진 환자의 절반 이상에서 아토피 피부염이 동반된다. 아토피 피부염이 호전되면서 한포진도 함께 호전되는 것이 일반적이다.

한포진을 앓고 있는 사람들 중에는 초기에 한포진을 가볍게 생각하고 치료를 소홀히 하다가 오랜 시간이 지난 후에 내원하는 경우가 많다. 따라서 치료과정에서 리바운딩 반응이 나타날 수도 있고 예상 외로 치료기간이 길어질 수도 있다. 따라서 전체적인 치료과정을 정확히 이해하는 것이 바로 한포진 치료의 시작이다.

두드러기

두드러기는 증가된 피부 혈장의 투과성으로 인하여 혈장성분이 일과성으로 조직 내에 축적되어 피부에 형성되는 팽진 및 발적 현상이 특징인 피부질환이다. 이러한 현상은 흔히 진피 상부 혈관 주위에서 발생한다. 하지만 부종이 진피하부 및 피하조직 혹은 점막 하부에서도 발생하는데, 이러한 경우에는 맥관부종이라고 부른다. 한 사람의 일생 중에 두드러기를 경험하는 비율은 10~20%에 이를 정도로 두드러기는 흔한 피부질환이다.

두드러기의 일반적인 증상은 피부가 가렵고, 부어오르는 것이며 심한 경우 따가움이 발생할 수도 있다. 한번 발생한 두드러기 병변이 24시간 혹은 48시간 이상 지속되는 경우는 흔하지 않으며 보통의 경우 갑자기 생겼다가 1~2시간 후 사라진다. 한번 두드러기가 발생하면 수회 반복해서 생길 수도 있는데 대부분의 두드러기는 6주 이내에 사라진다. 이를 급성 두드러기라고 하며 드물게는 두드러기가 6주 이상 지속될 수도 있는데 이를 만성 두드러기라고 한다.

두드러기의 원인은 다음과 같다.

1) 음식물

두드러기가 잘 발생하는 식품으로는 우유, 달걀, 해산물, 돼지고기, 초콜릿, 땅콩, 복숭아, 딸기 등이 있다. 어떤 음식물이 두드러기 증상을 나타내는지에 대한 진단 방법은 비알레르기성 식품인 쌀, 감자, 쇠고기, 시금치, 당근 등을 3주간 섭취한 후 의심이 가는 식품을 한 가지씩 늘려 가면서 그 반응을 살펴보는 것이다. 오늘날 두드러기는 식생활이 서구화되는 과도기적 상황에서 발생하는 경우가 많다.

2) 약물

일시적으로 증상을 완화시키기 위해 사용한 약물이 두드

러기의 원인이 될 수 있다. 예를 들어 페니실린의 과민반응은 쇼크사의 원인이 되며, 머큐로크롬을 발라도 가렵고 부풀어 오르는 사람이 있다. 아스피린은 만성 두드러기의 일차적 원인뿐만 아니라 약 3분의 1에서 악화되는 원인이 되기도 한다.

3) 외부의 물리적인 요인

한랭이나 외상, 햇빛 등 외부의 물리적인 요인에 의해 여러 가지 반응이 나타날 수 있다. 외부의 물리적인 자극 중에서 찬물에 면도를 한 후 턱이 화끈거리면서 벌겋게 부어오르는 증상은 한랭 두드러기의 대표적인 경우다. 또한 더위 등의 열자극으로 인해 피부가 부어오르는 증상은 온도의 물리적 변조반응에 의한 열 두드러기이다. 꽃가루에 의한 재채기, 콧물이 나는 비염 증상 역시 알레르기에 의한 반응이며, 꽃가루가 피부에 닿았을 때 붓고 가려운 증상도 알레르기에 의한 피부의 반응, 즉 두드러기이다.

4) 심리적 요인

심리적인 스트레스는 인체에 여러 가지 반응을 일으킨다. 지나친 공포와 긴장, 강박관념, 정서불안 등은 피부에 두드러기를 발생시키는 요인이 된다. 어떤 특정 식품에 과민한 반응을 일으키는 사람이 이를 섭취했을 때 나타나는 두드러기 반응 또한 심리적인 요인과 밀접하게 관련되어 있다.

5) 가족력

체질적으로 두드러기가 쉽게 발생하는 경우가 있다. 부모 가운데 어느 한 쪽이 두드러기가 잘 발생하는 체질이라면 자녀들 중에서도 두드러기가 쉽게 발생하는 체질을 가질 수 있다.

6) 감염

감염으로 인한 체내 상태의 변화에 의해 두드러기가 발생할 수 있다. 아토피와 같은 만성적인 피부질환을 앓고 있는 경우에 두드러기를 함께 호소하는 임상적인 사례가 빈번하게 보고되고 있다. 만성 편도선염, 부비동염, 담낭 및 신장 등의 질환을 앓고 있는 경우 또한 두드러기 증상을 함께 동반할 수 있다.

두드러기는 한랭 두드러기, 콜린성 두드러기, 열 두드러기, 압박 두드러기, 맥관부종, 피부묘기증, 접촉성 두드러기, 수포성 두드러기 등 다양하게 분류할 수 있다. 그 중 대표적인 두드러기는 다음과 같다.

1. 한랭 두드러기

한랭 두드러기는 전체 만성 두드러기의 3~5%를 차지한다. 대기가 차가워지는 가을과 겨울로 접어들면서 증가하며 대부분 후천적인 요인에 의해 발생한다.

한랭 두드러기는 찬 자극에 민감한 혈관반응에 의하여 발생한다. 찬 공기와 찬 물, 찬 물건, 찬 음식, 얼음과 음료수 등

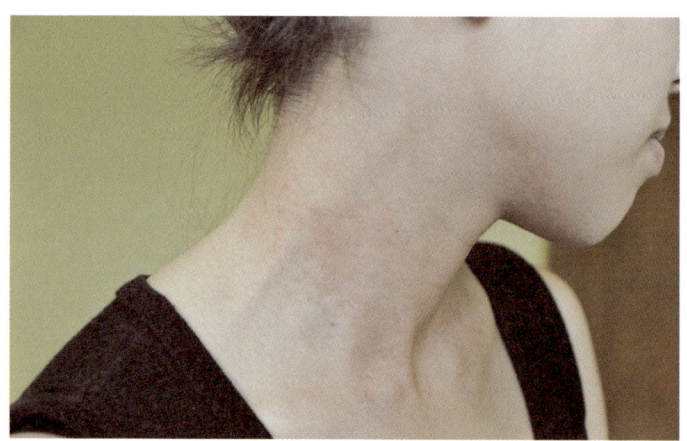

한랭 두드러기

에 노출되면 두드러기가 나타난다. 즉 찬 기운에 노출된 후 접촉 부위에 홍반, 부종, 팽진, 맥관 부종 등이 발생한다. 노출 후 몸이 다시 더워질 때 발생하는 경우가 많으며 인체 부위 중 얼굴과 손에서 가장 많이 나타난다.

감염, 약물, 또는 정신적인 스트레스로 인해 초기 증상이 시작되는 경우가 있다. 또한 찬 음료수를 섭취한 후 입술과 혀 등에 부종이 발생할 수도 있다. 심하면 호흡곤란, 빈맥, 두통, 저혈압, 후두 부종 등이 동반된다. 수영할 때와 냉수로 샤워하는 것과 같이 전신적으로 찬 기운에 노출되는 경우에는 저혈압, 어지럼, 쇼크 등의 증상이 나타나는 경우도 있다.

한랭 두드러기는 대부분 몸이 차가운 체질에서 생긴다. 체질적으로 인체의 양기가 떨어진 상황에서 찬 물건이나 찬 물, 찬 공기 등 차가운 자극에 노출되면 접촉 부위에 민감한 혈관 반응이 나타나며 두드러기가 발생한다.

2. 콜린성 두드러기

콜린성 두드러기는 흔하게 발생하는 두드러기로서 물리적인 자극에 의해서 발생한다. 과도한 운동, 고온에 노출, 정신적 스트레스, 격한 감정, 매운 음식, 뜨거운 목욕, 긴장 등으로 인해 인체의 체온이 상승하면서 발생한다. 1~2cm의 홍반성 발적에 둘러싸인 1~4mm의 아주 작은 팽진이나 홍반성 구진이 특징적인 증상이다. 따끔거림, 가려움증, 작열감, 온열감 또는 피부의 자극감도 동반된다. 보통은 가려움보다 따갑다는 자각증상을 느끼는 경우가 많다.

증상은 몇 분에서 몇 십 분 내에 발생하여 몇 분에서 몇 시간 동안 지속되다가 소실되는데, 더 지속될 수도 있다. 전신 증상으로는 맥관부종, 발한, 현기증, 저혈압, 천명, 복통 등이 드물게 나타날 수 있다.

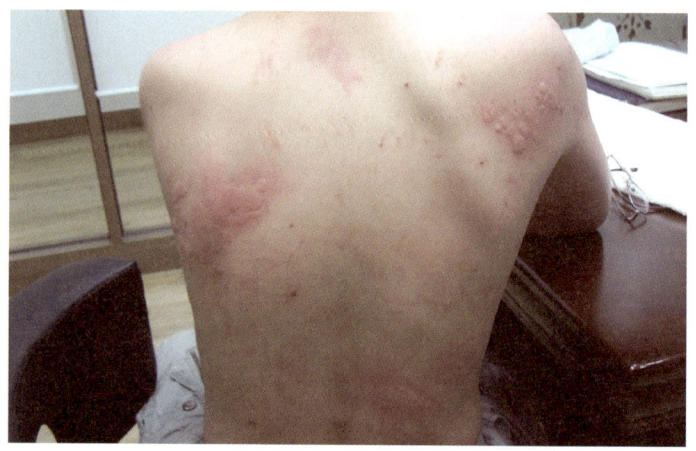

콜린성 두드러기

주로 몸통 부위에 흔하게 나타나고 얼굴과 손발에는 잘 나타나지 않다. 열 두드러기와 비슷하지만 온열 자극을 받은 부위뿐만 아니라 전신에 증상이 생긴다는 것이 특징이다.

물리적인 자극에 의해서 체온이 상승할 때마다 인체의 반응으로 인해 발생하는 것이 콜린성 두드러기이므로, 체온 상승과 관계된 인체의 자극 반응이 안정화되면 콜린성 두드러기는 극복될 수 있다.

3. 열 두드러기

드물게 발생하는 물리적인 두드러기로 열이 가해진 부위에서만 두드러기가 생기므로 콜린성 두드러기와는 다르다.

고온의 열이 가해진 부위에만 가려움증을 동반한 두드러기가 수분 내에 발생한다. 일반적으로 한 시간 내에 소실된다. 심할 경우 두통, 현기증, 복통, 쇼크 등의 전신 증상이 동반될 수도 있다. 뜨거운 목욕, 일광욕, 증기, 뜨거운 기구, 헤어드라이기, 더운 물이나 더운 바람 등에 의해서 유발될 수 있다. 열 두드러기가 발생하기 위해서는 일정 온도 이상의 자극이 있어야 하는데, 그 이하에서는 노출시간에 관계없이 두드러기가 발생하지 않는다. 그러나 일정 온도 이상에서는 노출

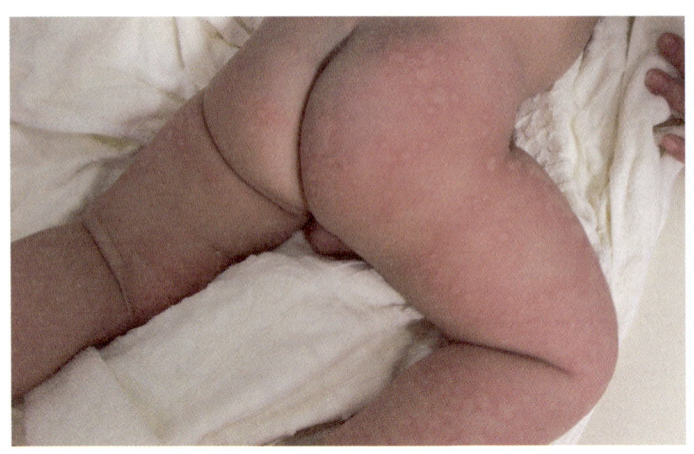
열 두드러기

시간이 길어질수록 더욱 심한 반응이 나타난다.

아토피 등 다른 피부질환이 동반되는 경우도 있으며, 가족력도 보고되는 질환이다. 아토피 환자의 치료 중에 훈증요법과 반신욕을 하는 과정에서 열 두드러기가 발생하는 경우도 있다.

위의 사진은 아토피를 앓고 있는 아이가 통목욕 후 전신에 두드러기가 발생한 경우다. 이처럼 아토피를 동반한 아이들이 열 두드러기를 함께 앓기도 한다.

4. 피부묘기증

피부묘기증은 두드러기의 일종으로, 물리적인 원인에 의한 두드러기이다. 우리나라 전 인구의 약 5% 정도에서 나타나고, 대부분 만성적인 경과를 보인다. 피부에 심한 가려움증이 발생하기 전에 내원하여 치료하는 경우는 무척 드물다. 따라서 오랜 기간 피부묘기증으로 고생하다가 내원하는 경우, 치료에 다소 시간이 필요한 경우가 대부분이다.

피부를 어느 정도 이상의 압력을 주어 긁거나 누르면, 그 부위에 국한되어 두드러기와 유사하게 가렵고 붉게 변하면서 부어오른다. 흡사 피부에 글씨를 쓴 듯한 양상으로 보이게 된다. 말 그대로 묘한 기록이 생기는 것이다. 경우에 따라서는 약한 자극에 의해서도 온몸의 피부 어느 곳에서나 발생할 수 있고, 가려워서 긁으면 더욱 심하게 두드러기 증상이 나타날

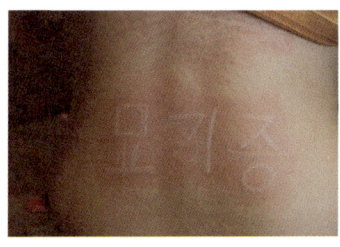 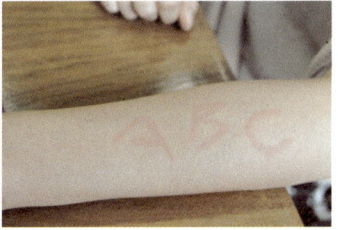

피부묘기증

수 있다.

두드러기 치료

갑자기 발생하여 금방 증상이 사라지는 급성 두드러기는 별도의 치료 없이 자연 회복되는 경우도 있다. 그러나 수년간 반복되는 만성 두드러기의 경우, 가려움과 수면 장애 등으로 인해 고통이 계속되며 삶의 질을 떨어뜨릴 수 있다. 반복적으로 일어나는 두드러기의 원인을 찾아 근본적인 치료를 해야 한다.

두드러기는 대부분 내부 장기, 그 중에서도 특히 소화기 계통의 문제가 피부로 발현되는 특징이 있다. 따라서 위장을 비롯한 소화기 계통의 근본적인 문제를 개선하는 한약과 침, 약침치료가 필요하다.

만성 두드러기의 경우 '배독' '해독' '체질개선'이라는 말이 가장 잘 어울리는 피부질환이다. 내 몸의 편향된 기운을 땀, 소변, 대변 등을 통해 배설하거나 몸 안에서 스스로 제거할 수 있게 건강한 신체를 만들어주면 피부에 발생하는 두드러기는 저절로 없어진다. 물론 이를 위해서 한쪽으로 치우쳐 있는 인체의 경향성을 개선해야 한다. 이것이 바로 '체질개선'으로 면역력이 증강되면 내 몸의 일부인 피부 역시 건강해지고 두드러기가 생기지 않는다.

여드름

여드름이 생기는 기전은 오늘날 서양의학적으로 잘 밝혀져 있다. 피지선에서 배출된 피지가 원활하게 모공을 통해서 배출되지 못하고 체내에 정체되어 발생한다고 알려져 있다. 그렇다면 우리의 인체에서 이러한 현상이 나타나는 이유는 무엇일까?

여드름은 주로 성장기인 사춘기에 많이 생긴다. 사춘기는 만물이 왕성하게 자라나는 여름과 같은 시기로 여름철에 열이 많듯이 우리 인체에도 열이 충만한 시기이다. 이 열은 인체가 성장하고 성숙하기 위해 필요한 생리적인 현상이다. 그러나 인체의 여러 요인에 의해 열의 쏠림 현상으로 얼굴에 지나치게 많은 열이 몰리면서 발생하는 것이 바로 여드름이다. 지구의 대류현상처럼 우리 인체에서도 열은 항상 위로 뻗쳐 올라간다. 술을 한잔 마셔도 얼굴부터 붉어지는 것은 이러한 인체의 생리적인 특징 때문이다.

우리 인체의 가장 상부에 존재하는 얼굴에, 열의 쏠림 현상으로 인해 발생하는 것이 바로 여드름이다. 얼굴로 열의 쏠림 현상이 생기는 원인으로는 체질적 원인, 스트레스 등의 심리적인 원인, 음식, 과로, 화장품 등을 비롯한 외부적인 자극이 있다.

1) 체질적 원인

체질적으로 소양인의 경우 화기가 많으므로 열의 발산이 많고, 그로 인해 피지의 분비도 많다. 반대로 소음인의 경우 전체적으로 인체의 아랫배 부분, 즉 단전이 차가워지면서 모공이 잘 막히는 경향이 있다.

2) 스트레스

스트레스는 심장의 화(火) 기운을 자극하여 얼굴에 열을 발생시킨다. 우리가 사용하는 '열 받는다' '화병'이라는 표현에서 알 수 있듯이 스트레스는 인체의 열과 직접적인 연관이 있다.

3) 음식

매운 음식, 자극적인 음식 등은 피부에 열감을 초래할 수 있다. 요오드가 많이 함유되어 있는 미역, 다시마, 김 등이 여드름을 악화한다고 알려져 있다. 술 또한 여드름을 유발하거나 악화시킨다. 인스턴트식품과 패스트푸드도 여드름의 유발 원인이 될 수 있다.

4) 과로

과로를 하면 얼굴로 열의 쏠림 현상이 일어난다. 여드름이 없는 사람도 과로한 다음날 얼굴에 뾰루지가 발생하는 것처럼 과로는 여드름을 발생시키고 악화시킬 수 있다.

5) 외부자극

외부의 무수한 자극 중에서 피부에 직접적으로 영향을 미치는 열자극은 다양하다. 강한 자외선에 노출되거나 사우나, 목욕, 화학필링, 화장품 등도 피부에 열자극을 주어 여드름을 발생시키거나 악화시킬 수 있다. 또한 강한 클렌징이나 스스로 여드름을 짜는 행위 역시 피해야 한다.

여드름은 비염증성 여드름과 염증성 여드름으로 나뉜다. 비염증성 여드름은 다음과 같다.

1. 화이트헤드(폐쇄면포)

피부에 좁쌀 모양으로 도드라져 올라온 여드름이다. 모공이 닫힌 상태에서 피지가 배출되지 못하고 축적되어 위로 살짝 돌출되어 보이나 염증은 없다. 피지 분비가 왕성한 사춘기에 많이 나타난다. 화이트헤드가 점점 커져 모공을 열고 밖으로 삐져나오면 블랙헤드가 되고, 모공 안에 갇힌 채 점점 커지면 염증성 여드름으로 진행될 가능성이 높다.

2. 블랙헤드(개방면포)

화이트헤드가 어느 정도 커지면서 내부의 압력을 받아서 모공을 열고 밖으로 돌출되면 산소와 직접적으로 접촉하여 검게 산화된 블랙헤드가 형성된다. 외부에서 볼 때에는 작은 점이나 주근깨처럼 보이기도 한다. 화이트헤드가 블랙헤드로 진행되고 염증성 여드름으로 발전되지 않는다면 여드름 치료는 매우 쉬워진다.

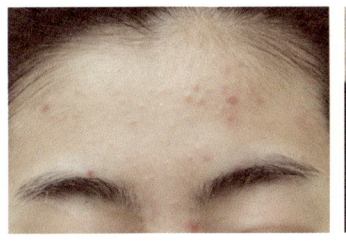
화이트헤드

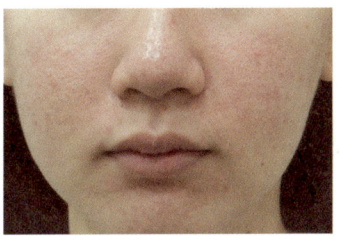
블랙헤드

이러한 비염증성 여드름은 스스로 짜는 행위, 지나친 클렌징 등에 의해 난포벽이 파열되면서 염증성 여드름으로 진행될 수 있다. 염증성 여드름에는 다음과 같은 것들이 있다.

1. 구진성 여드름

비염증성 여드름에 염증이 생기면서 발진 부위가 붉어지고, 눈으로 보기에 성난 듯 탱탱하게 부어오른 형태를 띤다. 난포벽이 파열되어 염증이 생긴 것으로 농포는 형성되지 않는다. 약간의 가려움증 및 통증을 느낄 수 있다. 구진성 여드름은 가급적 손을 대지 않아야 한다.

2. 농포성 여드름

여드름을 앓고 있는 사람들이 매우 싫어하는 형태로 하나

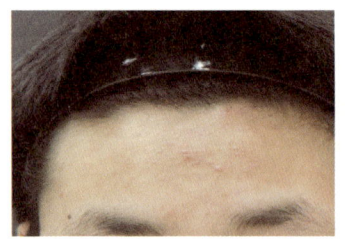 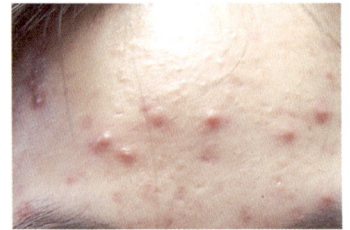

구진성 여드름　　　　　　　농포성 여드름

하나의 여드름이 화농하여 피부 깊숙이 농포를 만든다. 외관상으로 무척 지저분하게 보이는 단계다. 농포는 백혈구들의 사체로 자세히 보면 여드름 한가운데 노르스름한 색을 띠고 있다. 이때 이 고름을 제거하고 처치를 잘해주면 흉터를 남기지 않고 치료할 수 있다.

3. 결절성 여드름

결절성 여드름은 여드름의 외양이 검붉고 모공이 보이면서 피부를 만졌을 때 약간 딱딱한 느낌이 든다. 지뢰밭이라고 표현할 만큼 겉보다는 속으로 깊은 고름주머니를 형성한다. 결절성 여드름은 눌러 짜면 여드름 씨앗이 깨져서 몇 개의 덩어리로 나뉘어 배출된다. 따라서 눌러 짜낼 때는 여드름 씨앗이 배출되지 않고 남아 있는 것이 없도록 해야 한다.

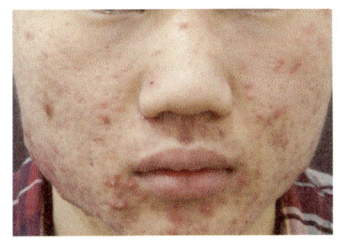 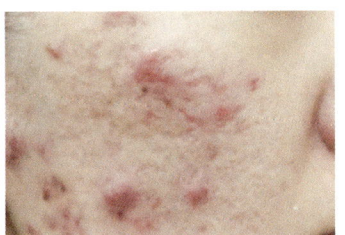

결절성 여드름   낭종성 여드름

4. 낭종성 여드름

낭종성 여드름은 결절성 여드름보다 더 진행된 형태로 여드름 주머니인 난포가 몇 번의 파열과 재생을 반복하는 도중에 적절한 치료가 이루어지지 않아 생긴다. 여드름 중에서 가장 심각한 상태이다. 외관상 피부색이 검푸르고 모공이 잘 보이지 않으며 표피를 만져보면 말랑말랑한 느낌이 있다.

다한증

다한증은 땀 분비가 일상생활에 불편을 초래할 정도로 과도하게 발생하는 증상이다. 서양의학에서는 신경전달의 과민반응에 의하여 생리적으로 필요한 이상의 땀을 분비하는 자율신경계의 이상 현상으로 파악한다. 하지만 해부조직학적으로 땀샘이나 자율신경계의 이상 소견은 발견되지 않는다.

다한증은 선행질환이 있는 속발성 다한증과 특별한 원인이 아직까지 밝혀지지 않은 원발성 다한증으로 나뉜다.

속발성 다한증은 갑상선기능 항진증, 갱년기 장애, 당뇨병, 저혈당, 결핵, 비만, 울혈성 심장질환 등에 의하여 2차적으로 다한증이 발생하는 경우를 말한다. 이러한 경우에는 주로 전신적으로 다한증이 나타나고, 척수에 병이 있거나 신경계통의 병변, 뇌의 병변이 있을 경우에는 국소적으로 다한증이 발생한다.

특별한 원인이 없는 원발성 다한증은 온도의 상승이나 활동량 증가보다는 정신적, 감정적 긴장 상태와 밀접한 관련이 있다. 우리가 흔히 일상에서 '손에 땀을 쥐게 한다'라는 표현을 쓰는데, 이는 정신적 스트레스와 직접적인 관련이 있다. 수면 중이나 휴식 중에 다한증이 발생하지 않는 것도 이러한 심리적, 정신적 긴장과의 관계에서 파악할 수 있다.

다한증의 대부분은 이러한 정신적 긴장 상태가 주된 원인으로 작용한다고 알려져 있다. 겨드랑이 다한증은 대부분 사춘기 이후에 발생하는데, 이 역시 정신적 스트레스가 가장 큰 원인이다. 겨드랑이 부분의 옷이 젖어 난처한 상황이 발생하거나 심한 땀 냄새로 인해 사회 활동에 지장을 초래하기도 한다. 특히 겨드랑이에는 아포크린 땀샘이 분포하고 있어서 땀이 많이 날 경우에는 암내라고 하는 액취증이 동반되기도 한다.

한번 다한증이 발생하면 심리적인 위축이 더욱 심해진다. 이와 같은 경우에는 정신적인 집중력을 요하는 작업의 수행과 대인관계의 어려움으로 인해 사회생활에 지장을 받고 2차적인 정신적 위축을 겪는 악순환이 반복된다.

한의학에서는 이를 심장의 작용과 밀접한 것으로 파악한다. 심장의 기능이 떨어지거나 과잉될 경우 다한증이 발생한다는 것이다. 동의보감에서는 땀을 심장의 액체라고 표현한다. 또한 한의학적으로 심장과의 관련성 외에도 소화기인 비위(脾胃)의 기능 이상과도 밀접한 관련이 있다. 소화기능이 약해지면 섭취한 음식물이 위장관 내에서 원활하게 처리되지 못하고, 담음(痰飮)이라고 하는 병리적인 산물이 발생한다. 담음으로 인해 속이 더부룩하고 소화 장애가 발생하며, 배에서 물소리가 자주 들리게 되고, 말초기관으로 혈액순환이 원활하지 못하게 되어 손발이 차갑게 되면서 손발바닥에서 땀이

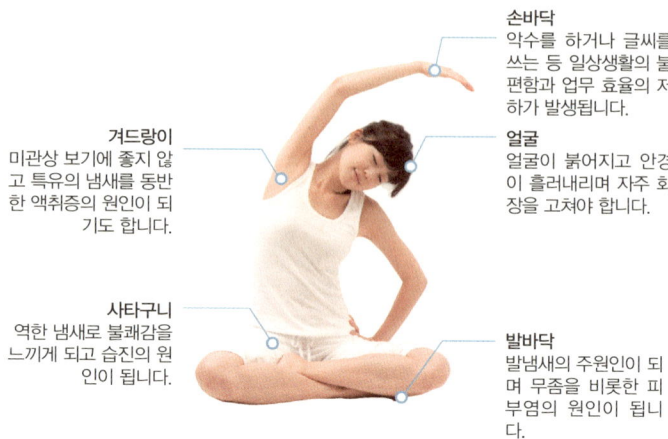

부위별 다한증 분류

나게 된다.

다한증은 다음과 같이 분류할 수 있다.

수족 다한증

수족 다한증은 손바닥과 발바닥에 과도하게 땀이 발생하는 것으로 손에 생기는 수장부 다한증과 발에 생기는 족저부 다한증으로 구분한다. 하지만 동반되는 경우가 많기 때문에 수족 다한증이라고 부른다.

수족 다한증은 주로 청소년기와 20~30대의 젊은 세대에서 흔히 발생한다. 수족 다한증을 앓고 있는 학생의 경우에는

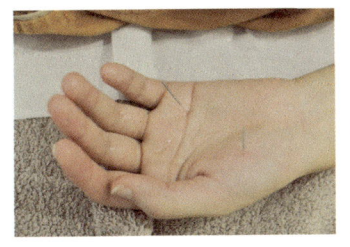 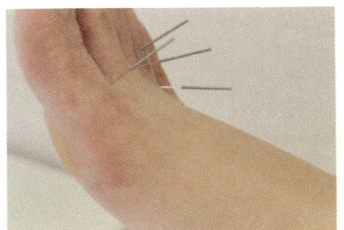

수족 다한증

시험 볼 때 연필이 미끄러지거나 시험지가 젖어서 찢어지기도 한다. 사회생활에서는 악수를 할 때나 신발을 벗어야 하는 경우에 난처해하기도 한다.

　수족 다한증이 있는 사람들은 손발이 아주 차가운데, 일반적으로 더운 열감에서 발생하는 땀과는 다른 느낌을 호소하는 경우가 많다. 또한 가슴 부위의 두근거림과 어깨 결림, 불면이나 얕은 수면 습관, 꿈을 많이 꾸는 증상들을 동반하는 경우가 많다.

　이를 서양의학적으로는 자율신경의 실조로 인한 말초 교감신경의 항진으로 해석한다. 한의학에서는 이를 심장의 기능이 저하되거나 항진된 것으로 파악한다. 따라서 심장의 기능을 안정시키거나 약해진 심장의 기능을 강화하는 치료를 통해 수족 다한증을 치료한다.

겨드랑이 다한증

겨드랑이 다한증은 계절적인 편차가 큰 질환 중의 하나이다. 특히 여름철에 심해지며 여성인 경우와 액취증을 동반하고 있는 경우에는 고민이 클 수밖에 없다.

겨드랑이 다한증을 앓고 있는 환자들은 수족 다한증을 동반하고 있는 경우가 많다. 오늘날 서양의학에서 겨드랑이 다한증과 액취증은 별개의 질환으로 분류하고 있지만 실제 임상적으로는 함께 나타나는 경우도 많다. 겨드랑이 다한증이 호전되면 액취증도 함께 좋아지는 경우가 대부분이다.

겨드랑이 다한증은 수족 다한증과 유사하게 정신적 긴장 상태와 관련 있는 경우가 많다. 따라서 수족 다한증과 마찬가지로 한의학에서는 심장의 기능을 조절하는 치료를 우선적으

액취증과 다한증의 구분

	다한증	액취증
땀샘	에크라인 땀샘	아포크라인 땀샘
땀샘의 위치	진피층 내부, 진피층 바로 아래	진피층 아래에 주로 분포
땀의 색깔	무색	우유색 혹은 옅은 노란색
땀의 냄새	비릿한 냄새	특유의 역한 냄새

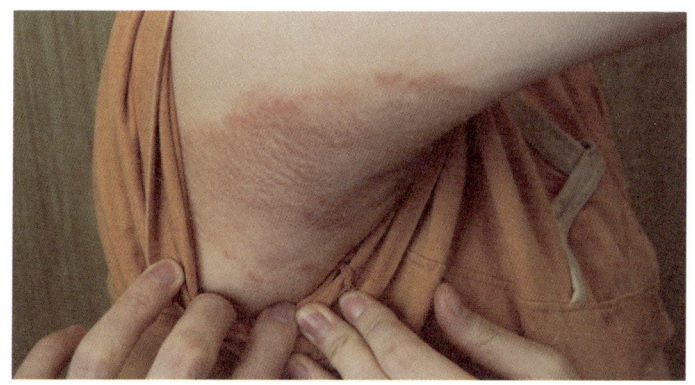
겨드랑이 다한증으로 인해 발생한 습진

로 실시한다. 특히 심장의 경락이 겨드랑이 부위를 주관하고 있으므로 심장의 기능을 보강하면서 안정시키는 치료가 겨드랑이 다한증의 핵심이다. 위 사진은 겨드랑이 다한증으로 인해 겨드랑이에 습진이 발생한 경우이다.

안면 다한증

안면 다한증은 얼굴과 머리에서 땀이 비 오듯 흘러내리는 증상을 말한다. 답답한 느낌이 들거나 흥분하면 얼굴에서 땀이 비 오듯 흘러 일상생활에 불편을 호소하는 경우다. 조그마한 온도 변화나 심리적인 변화에 의해서 나타날 수 있다. 안면 다한증은 수족 다한증과 겨드랑이 다한증 다음으로 발생

빈도가 높다. 중요한 모임이나 자리에서 얼굴이 붉어지고 얼굴에서 감당할 수 없을 정도로 땀이 흐르는 경우 큰 불편이 따르기 마련이다.

안면부는 몸의 열기가 집중되는 곳이다. 체질적 혹은 다른 원인에 의해서 인체에 열이 축적되면 열의 일반적인 성질에 의해 온도가 올라가고 자연스레 얼굴로 열이 모이며 땀이 많아진다. 안구 충혈, 두통, 입마름, 고혈압 등의 다른 증상을 함께 호소하기도 한다.

따라서 안면 다한증을 앓고 있는 사람들은 평상시 식이습관에서 열을 조장할 수 있는 음식인 기름진 음식, 밀가루 음식, 매운 음식, 자극적인 음식, 패스트푸드와 인스턴트식품을 삼가야 한다.

사타구니 다한증

사타구니 다한증은 음부, 즉 사타구니에 땀이 과도하게 발생하는 것을 가리킨다. 특히 양기가 떨어지기 시작하는 중년의 남성들에게 나타난다. 이는 몸을 따뜻하게 해주고 말려주는 양기의 부족으로 사타구니까지 양기의 순환이 원활하지 못해서 발생한다.

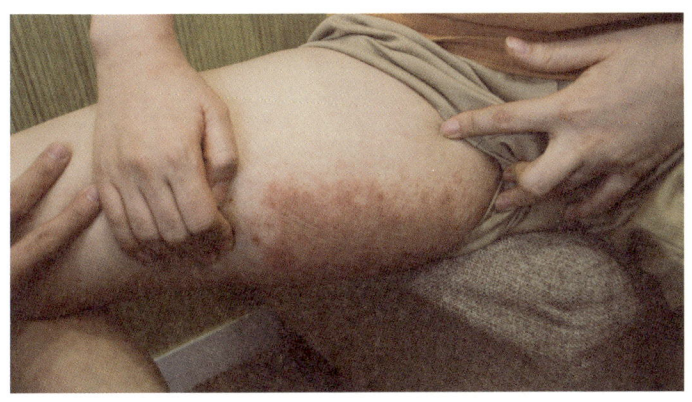

사타구니 다한증으로 인해 피부질환이 발생한 20대 후반 여성

　청소년기와 젊은 세대에서도 사타구니 다한증이 발생할 수 있다. 이러한 경우는 양기가 약해진 것이 아니라 오히려 활동량이 많아져서 발생하는 것이다. 사타구니 다한증은 중년 남성들의 무리한 성생활과 피로 누적으로 인해 정력이 감퇴되고 양기가 쇠약해져서 발생하는 경우가 많으므로 양기를 보강하고 정력을 증강하는 치료법을 실시해야 한다. 사타구니 다한증이 지속되는 경우 사타구니의 습진성 피부염이 동반될 수 있으므로 초기에 적극적으로 치료해야 한다.

소아 다한증

소아기에는 성장을 하기 위해 몸 전체의 신진대사가 항진되어 양기가 충만해진다. 소아가 선천적으로 활동량이 많고 성인에 비해 땀을 잘 흘리고 많이 흘리는 것도 이러한 이유 때문이다.

만약 아이가 평상시 건강하며 식사도 잘하고 수면도 충분히 취하면서 땀을 흘리는 것은 크게 걱정할 필요가 없으며 소아 다한증 치료의 범위 밖에 있다. 하지만 다른 아이들에 비해 땀을 과도하게 흘리고 조금만 움직여도 땀을 줄줄 흘리거나 잘 때 베개가 젖을 정도로 땀을 흘린다면 이는 '소아 다한증' 치료가 필요하다. 만약 만성적인 비염과 아토피 피부염, 코피를 자주 흘리거나 식욕이 없어서 밥을 잘 먹지 못하는 증상을 동반한다면 성장에 영향을 줄 수 있다.

특히 소아가 지나치게 땀을 흘리는 경우 체내의 성장에 필요한 영양물질로 작용해야 하는 체액이 외부로 빠져나가므로 성장 장애를 초래할 수 있다. 소아 다한증은 방치할 경우 2차적인 성장 장애를 유발할 수 있기 때문에 적극적인 치료가 필요하다.

갱년기 다한증

여성의 경우 폐경 전후에 여성호르몬이 급격하게 줄어들면서 갱년기증후군을 겪을 수 있다. 갱년기증후군의 증상 중 대표적인 것이 바로 안면 다한증, 안면홍조, 그리고 가슴 부위의 두근거림이다. 또한 불면, 우울증, 피로감, 신경과민 등의 증상이 동반되기도 한다. 이처럼 갱년기에 발생하는 다한증을 바로 갱년기 다한증이라고 한다.

갱년기 다한증은 평상시 화병이나 우울증을 앓고 있는 사람들에게 흔히 나타난다. 여성이라면 누구나 생애 한번은 폐경을 겪고 갱년기를 지날 수밖에 없다. 하지만 사람마다 증상이나 통증의 정도가 다르다. 갱년기 다한증은 단순히 다한증만을 치료의 목표로 삼지 않는다. 갱년기 증후군을 개선하면서 신체와 마음의 건강을 회복하는 과정에서 다한증은 자연스럽게 치료된다.

맺음말

2013년 올해는 우리 부부에게 아주 특별한 해이다. 결혼한 지 10년이 되는 해이기 때문이다. 10년 전 우리 부부는 결혼을 했고 그해 큰 아이가 태어났다. 10년이라는 시간을 같은 집과 직장에서 함께 했다. 우리는 부부 한의사다. 그것도 아토피, 건선, 지루성피부염, 습진, 사마귀 등 난치성 피부질환을 전문적으로 진료하는 부부 한의사다.

우리는 함께 공부했고 함께 피부질환 치료를 고민했다. 우리가 나누는 대화의 대부분은 피부질환에 관한 것이었다. 함께 마음수련을 하고 함께 인생을 살아왔다. 함께하면서 서로의 인격과 학문이 깊어감을 느낀다. 앞으로 우리 부부는 늘 함께 할 것이다. 앞으로도 피부질환을 연구하고 치료할 것이다.

아직도 많은 사람들이 한방치료에 대해서, 한의학적인 피부 치료에 대해서 확신을 가지지 못하는 실정이다. 이 책을 통해서 불치병이나 난치병이라고 여기면서 살아왔던 많은 분들이 조금이나마 치료에 대한 희망의 불씨를 가질 수 있기를 소망해본다. 우리 부부의 마음이 이 책을 통해서, 살아있는 말이 되어서 전해졌으면 좋겠다.

난치라는 절망의 늪에서 고통스러워하는 피부질환자들에게 완치라는 기쁨을 전해주는 희망의 파트너가 되기를 기원해본다.

-박치영, 유옥희

지은이

박치영

아토피나 건선, 지루성 피부염 같은 피부질환으로 고생하는 환자들을 치료하는 피부과 전문 한의원을 운영하고 있다. 대전대학교 한의과대학원에서 박사학위를 받고 대전대학교와 중부대학교에서 겸임교수와 외래교수를 역임했다. 현재는 생기한의원 서초교대점 대표원장을 맡고 있으며 각종 방송과 신문, 강연을 통해 난치성 피부질환의 한의학적 치료의 대중화에 힘쓰고 있다.

유옥희

아토피나 건선, 지루성 피부염 같은 피부질환으로 고생하는 환자들을 치료하는 피부과 전문 한의원을 운영하고 있다. 경희대학교 동서의학대학원 박사과정에서 인체의 자연 면역력에 대해 연구중이며 현재 생기한의원 대전점 대표원장을 맡고 있다.